P. J. Möbius

Über den Kopfschmerz

Elibron Classics
www.elibron.com

Elibron Classics series.

ISBN 0-543-70761-X (paperback)
ISBN 0-543-70760-1 (hardcover)

This Elibron Classics Replica Edition is an unabridged facsimile of the edition published in 1902 by Carl Marhold, Halle.

Über den Kopfschmerz.

Von

P. J. Möbius.

Halle a. S.
Verlag von Carl Marhold.
1902.

Vorbemerkung.

Die nachfolgenden Erörterungen, die ich am liebsten als medicinische Plauderei bezeichnen möchte, habe ich auf den Wunsch des Herrn Verlegers hin geschrieben. Ich habe mich bemüht, so zu schreiben, dass jeder Gebildete es verstehen und doch auch der Arzt dabei eine gewisse Anregung finden könne. „Verwässert“ habe ich hoffentlich die Sache nicht, aber ich denke. auch der Laie kann eine ernste Darstellung vertragen, wenn er selbst ernst ist. Es schadet auch nichts, wenn zu Tage kommt. dass unser medicinisches Wissen noch Stückwerk ist. Nur Der vermag darüber den Kopf zu schütteln, der von der Schwierigkeit der Sache gar keine Vorstellung hat. Gerade bei den Kopfschmerzen kann man recht gut sehen, welch verwickeltem Gespinste der Arzt gegenübersteht.

„O jeh! O jeh!
Warum thut mir dei Kopf so weh?"

Die meisten Menschen, „so wie sie jetzt sind", werden schon Kopfschmerzen gehabt haben und deshalb sollte wohl Jeder den Wunsch haben, etwas Näheres über den Kopfschmerz zu erfahren. Ich will versuchen, auf die Frage, warum der Kopf so weh thue, so gut wie möglich zu antworten.

Zunächst ein paar Worte über den Begriff Kopfschmerz. Man könnte unter Kopfschmerz jeden Schmerz am Kopfe verstehen, aber der Sprachgebrauch ist, wenn ich mich nicht ganz irre, nicht dieser Meinung, sondern er bezeichnet als Kopfschmerz nur den Schmerz, der im Kopfe empfunden wird, d. h. den der Leidende in das Innere des Kopfes verlegt. Wenigstens hier zu Lande unterscheidet man zwischen Kopfschmerz und Kopfreissen. Man spricht von Zahnreissen, Gesichtsreissen, Ohrenreissen und auch von Kopfreissen, und man meint mit dem letzten Worte einen Schmerz aussen am Kopfe, d. h. in der Kopfschwarte. Nun ist freilich zuzugeben, dass nicht nur die Worte untereinander laufen können, sondern auch die Unterscheidung dem Leidenden nicht immer möglich sein wird. Z. B. sprechen die Leute bei dem Kopfschmerze nach Alkoholvergiftung von „Haarweh", als ob der Schmerz ganz aussen sässe. Hier ist gemeint, dass nicht nur Kopfschmerz besteht, dass vielmehr der ganze Kopf, auch die äusseren Theile wehthun. Die meisten Menschen sind weder gewohnt, noch geneigt, über den Ort ihrer Empfindungen lange nachzudenken, sie wollen eine Bezeichnung und Abhilfe, das ist alles. In unserem Falle kommt noch die Schwierigkeit hinzu, dass gewiss auch bei sorgfältiger Beobachtung das Innen von dem Aussen nicht immer zu unterscheiden ist, z. B. bei den Schmerzen, die von der

Stirnhöhle ausgehen. Mir scheint, dass bei der Unterscheidung oft folgender Grundsatz angewendet werde: Unter Kopfarbeit versteht man Denken; wird die seelische Thätigkeit durch den Schmerz sichtlich gehemmt oder dieser durch jene gesteigert, so handelt es sich um eigentlichen Kopfschmerz; andernfalls besteht Kopfreissen. Ich meine, man sollte immer nach Klarheit, nach Unterscheidung streben. Nennt man jeden Schmerz am Kopfe Kopfschmerz, so wächst die Unklarheit, sucht man die Unterscheidung zwischen Kopfschmerz und Kopfreissen, die schon das Volk macht, festzuhalten und soviel wie möglich zu fördern, so machen wir Fortschritte auch dann, wenn schon nicht in allen Fällen Klarheit zu erreichen ist.

Ich betone diese Dinge besonders deshalb, weil man in neuerer Zeit manches zum Kopfschmerze gerechnet hat, was meiner Meinung nach rechtmässig davon zu trennen ist. Man hat z. B. von Heilung der Migräne durch Massage gesprochen. Die vom Norden ausgegangene Massage-Begeisterung hat ja wunderliche Blüthen getrieben; ein grosser Theil der Erfolge ist nichts als Wirkung der Suggestion. Von den Heilungen durch Glauben rede ich jetzt nicht, sondern von den Fällen, in denen wirklich ein Kopf-Leiden durch Massage geheilt worden ist. Erkundigt man sich näher, so erfährt man, dass in solchen Fällen die Kopfhaut druckempfindlich ist und dass besonders da, wo der Druck die unter der Haut liegenden Muskelansätze trifft, durch ihn Schmerz entsteht. Ausserdem sollen verdickte Stellen, Schwarten an den Orten der Empfindlichkeit zu fühlen sein. Auch hier muss man unterscheiden. Die Masseure und noch mehr die Masseusen finden bekanntlich überall, schlechterdings überall „Knötchen". Das ist nicht gemeint, sondern es handelt sich um den Nachweis verdickter schmerzhafter Stellen durch wirklich Sachverständige. Sind solche Stellen da und wird das Leiden durch Massage beseitigt, so ist es Kopfreissen gewesen, nicht Kopfschmerz. Man könnte von Kopfschwarten-Rheumatismus sprechen, denn der Zustand entsteht wie andere Muskelrheumatismen durch Erkältung; auch ist es kennzeichnend, dass durch kalten Luftzug die Schmerzen hervorgerufen oder gesteigert werden. Es scheint, dass das Kopfreissen an manchen Orten häufiger vorkommt, denn ich habe es ziemlich selten gefunden, während andere Aerzte von sehr vielen Fällen berichten.

Soll man den Kopfschmerz eine Krankheit nennen? Es kommt darauf an, was man unter Krankheit versteht. Denkt man dabei an das Materielle, so kann natürlich ein Schmerz nur das Zeichen, d. h. das Signal einer Krankheit sein, diese selbst aber wäre durch Angabe der handgreiflichen Veränderungen, des anatomischen Befundes, wie man gewöhnlich sagt, zu kennzeichnen. Wir werden später sehen, dass zusammen mit anderen Zeichen der Kopfschmerz zuweilen bestimmte anatomische Veränderungen kund giebt. Jedoch ist das nicht die Regel, sondern der seltnere Fall. Gewöhnlich wissen wir über die anatomischen Veränderungen, die dem Kopfschmerze entsprechen mögen, nichts bestimmtes; wir können zwar in manchen Fällen vermuthen, das oder jenes möchte zu finden sein, aber es wäre die reine Spiegelfechterei, wollte man das Erschlossene, richtiger Vermuthete in den Vordergrund stellen und so thun, als wüsste man etwas*).

Andere meinen, bei jeder Krankheit sei das „klinische Bild" die Hauptsache, d. h. es handle sich immer darum, alle wahrnehmbaren Zeichen, ihr Verhältniss zu einander und den Verlauf der Angelegenheit zu erkennen. Dann sei, wenigstens practisch, das Wesen der Krankheit erfasst, man habe sie als Individuum charakterisirt, könne sie daher unter wechselnden Umständen wiedererkennen, könne voraussagen, was komme, und geeigneten Falls die richtigen Maassregeln ergreifen. Diese

*) Aber auch dann, wenn wir in jedem Falle die anatomischen Veränderungen kennten, wäre es unzulässig, diese als Krankheit zu bezeichnen. Sie sind, je nachdem, Ursache oder materielles Abbild der Krankheit, nicht diese selbst. Mit anderen Worten der anatomische Befund ist die Krankheit nur im Sinne des pathologischen Anatomen. Ihn (d. h. den Befund) zu kennen, ist für den Arzt höchst wünschenswert, aber weder das Erste, noch das Letzte. Selbst dann, wenn man von Erkenntniss des Materiellen in höherem Sinne spricht und nicht nur an das zuletzt Sichtbare, sondern auch an den gesetzmässigen Ablauf der Veränderungen denkt, die pathologische Anatomie also durch die pathologische Physiologie ergänzt, wäre uns nicht geholfen, denn wir wissen von der pathologischen Physiologie des Kopfschmerzes in der Regel erst recht nichts, und wenn wir sie kennten, wäre mit ihr doch erst eine Seite der Sache gegeben.

Auffassung ist die des Arztes, der dem kranken Menschen, nicht Leichentheilen gegenüber steht, und sie muss auch die unsere sein. Für sie wäre der Kopfschmerz Theilerscheinung einer Krankheit und in den Fällen, in denen weiter keine Zeichen oder wenigstens nur noch unbedeutende Zeichen vorhanden sind, die Krankheit selbst. Es ist ersichtlich, dass die klinische Auffassung uns auch die richtigen Anweisungen zum Handeln giebt. D. h. sie lehrt uns, dass bei Kopfschmerz so gut wie bei irgend einem anderen Zeichen das Wichtigste eine genaue Untersuchung des Leidenden ist. Denn man muss natürlich zuerst fragen, ist hier der Kopfschmerz Theil irgend eines bekannten Zusammenhanges von Erscheinungen oder nicht? Klagt z. B. jemand über Kopfschmerz und wir finden seine Hände kalt, seine Innenwärme gesteigert, seine Milz vergrössert, wir beobachten, wie in eigenthümlicher Weise Hitze auf Frost folgt und dann der Anfall vorläufig vorüber ist, so erkennen wir die Krankheit als kaltes Fieber oder Malaria und wir wissen auch sofort, was zu thun ist, d. h. wir geben dem Kranken Chinin. Hier genügt die klinische Beobachtung zur Erkenntniss und zur Behandlung. Es handelt sich um reine Empirie, d. h. wir kennen ein gesetzmässiges Nacheinander, wissen aber gar nichts über das Warum. Es wird also wohl noch etwas Anderes nöthig sein. Klagt jemand über Kopfschmerz und wir finden nichts weiter, so haben wir also im klinischen Sinne die Krankheit Kopfschmerz vor uns. Wir können dann den Kopfschmerz nicht in einen grösseren Zusammenhang einordnen, aber trotzdem ist die klinische Aufgabe nicht erledigt. Wir müssen uns dann bemühen, die Eigenheiten des Kopfschmerzes im bestimmten Falle zu erfahren, seine örtliche Begrenzung, die Art seines Kommens und Gehens. So mag es gelingen, verschiedene Arten des isolirten Kopfschmerzes zu unterscheiden, den Kopfschmerz sozusagen zu individualisiren und, wenn das Individuum uns schon bekannt ist, Voraussage und Behandlung aus früherer Erfahrung zu gewinnen. Aber auch hier kann mit der rein klinischen Auffassung die Sache nicht zu Ende sein, denn sie führt uns über eine Art von Tappen nicht hinaus.

Nicht das ist das Wesentliche, ob wir den Kopfschmerz als

Theilerscheinung einer Krankheit oder als Krankheit selbst finden, sondern ob wir die Bedingungen des Kopfschmerzes erkennen. Die Sache stellt sich so, dass die Prüfung der Krankheiterscheinungen, die klinische Auffassung für den Arzt das Erste, der Ausgang oder die Grundlage ist, dass wir aber nothwendig über sie hinausgehen müssen, dass erst durch Erkenntniss der Ursache das Ziel erreicht wird. Tritt der Kopfschmerz als Theil eines Krankheitbildes auf, so ist natürlich zuerst nach der Ursache des Ganzen zu fragen, erscheint er allein, so kürzt sich der Weg ab. Sofort aber erhebt sich die Frage, was ist unter Ursache zu verstehen? Ohne sie zu erörtern, kommen wir nicht zur Klarheit. Besonders deshalb nicht, weil der Kopfschmerz ein Seelisches ist, nicht in den Zusammenhang der physikalischen Dinge gehört. Wir sind gewohnt, abgekürzte Redewendungen zu gebrauchen, z. B. zu sagen: Aerger macht Kopfschmerz, oder Biertrinken macht Kopfschmerz, oder Hitze macht Kopfschmerz. Es ist aber klar, dass in den drei Fällen das Machen oder Bewirken nicht gleichartig zu verstehen ist.

Zuerst dürfen wir eins nie vergessen: Körperliches oder Materielles kann nur körperliche oder materielle Veränderungen bewirken, Seelisches nur seelische. Es ist also eigentlich unsinnig, zu sagen, Biertrinken sei die Ursache des Kopfschmerzes, denn die Einführung eines Giftes in den Körper kann zwar dadurch, dass das Gift vom Blute überallhin geführt wird, in allen Körpertheilen und auch in allen Nerven Störungen bewirken, aber weiter nichts. Wir müssen nach Analogie annehmen, dass dem Kopfschmerze, wie anderen Schmerzen, eine eigenthümliche Veränderung in nervösen Theilen, und zwar in Nerven des Kopfes entspreche, kurzgesagt wir müssen eine Kopfschmerzen-Veränderung annehmen. An diese müssen wir immer denken, wenn wir von Verursachung des Kopfschmerzes reden, und nur die Bequemlichkeit lässt uns beides als eins betrachten. Die Kopfschmerzen-Veränderung mag als materieller Vertreter, als Repräsentant, als Parallelerscheinung des Kopfschmerzes bezeichnet werden, keinenfalls aber darf man sie seine Ursache nennen. Sie kann das, was wir fühlen, nicht machen, und unser Gefühl kann keine Veränderung im Körper machen. Der Schmerz, den wir fühlen, ist nur die seelische

Seite eines körperlichen Vorganges, soweit sie in unser Bewusstsein fällt. Die Kopfschmerzen-Veränderung kann natürlich auch ohne Kopfschmerz vorhanden sein, wenn unser individuelles Bewusstsein ausgeschaltet ist, wie es in der Narkose und theilweise während des Schlafes geschieht.

Zum anderen ist zu bedenken, dass die Bequemlichkeit uns auch dazu treibt, Zwischenstufen zu überspringen und statt der unmittelbar vorausgehenden Veränderung, die die eigentliche Ursache ist, eine weiter zurückliegende so zu nennen. Ich nehme als Beispiel wieder das Biertrinken. Das Trinken bewirkt, dass der Alkohol in den Magen kommt, die weitere Folge ist, dass er von den Gefässen in der Magenschleimhaut aufgenommen wird und in den Kreislauf gelangt, dass er mit dem sie ernährenden Blute zu den nervösen Theilen und in sie hinein kommt. Offenbar ist aber auch die Einwirkung des Alkohols auf die fraglichen Kopfnerven noch nicht Ursache der Kopfschmerzen-Veränderung, da doch der Kopfschmerz in der Regel erst am nächsten Tage eintritt, wenn die unmittelbaren Alkoholwirkungen vorüber sind. Ueber die unmittelbare Ursache wissen wir eigentlich gar nichts, wir vermuthen nur, dass unter dem Einflusse des Alkohols chemische Umsetzungen stattfinden, deren Ergebnisse zur unmittelbaren Ursache werden.

Endlich dürfen wir das nicht vergessen, dass unter Ursache die Gesammtheit der Bedingungen zu verstehen ist. Gewöhnlich hüpfen wir auch hier über die Umstände weg und reden nur von der wichtigsten Bedingung oder von der, die uns gerade am wichtigsten vorkommt. Wenn zwei Menschen Bier trinken, oder sich ärgern, oder in die Hitze kommen, so kann es sein, dass der Eine Kopfschmerz bekommt und der Andere nicht. Es ist ersichtlich, dass die äusseren Umstände nur eine Gruppe von Bedingungen bilden, während der innere Zustand, d. h. die angeborene Beschaffenheit, die vorher erfahrenen Einwirkungen, ebenfalls zur Ursache gehört.

Alle drei der Bequemlichkeit entsprungenen Abkürzungen sind zulässig, aber man muss sie kennen und muss, wenn Missverständnisse drohen, auf die correcte Redeweise zurückkommen.

Nun wäre zunächst etwas Näheres über die nur gedachte

Kopfschmerzen-Veränderung zu sagen. Da der Kopfschmerz ein Schmerz im Kopfe ist, müssen wir annehmen, dass auch die Kopfschmerz-Veränderung im Kopfe sei. Es liegt nahe, an das Gehirn zu denken, und besonders Die, die davon gehört haben, dass bei geistiger Thätigkeit im Gehirn sich etwas verändert, sagen bei Kopfschmerz gern: mein Gehirn thut mir weh, denn sie meinen, das, was arbeitet und sich anstrengt, müsse auch nachher weh thun. Jedoch hat man schon früh die Beobachtung gemacht, dass Verletzungen des Gehirns keinen Schmerz hervorzurufen brauchen. Wenn z. B. durch eine allmählich erfolgende Blutung beträchtliche Theile des Gehirns zerstört werden, ohne dass das Bewusstsein unterbrochen wird, so sieht der Mensch mit Erstaunen, dass Hand und Fuss einer Seite gelähmt werden, aber Schmerz empfindet er in der Regel nicht. Auch bei Thierversuchen hat man sich davon überzeugt, dass Verletzungen des Gehirns selbst keine Schmerzäusserungen hervorrufen. Wenn wir Schmerz an irgend einem Theile des Körpers fühlen, so ist der Vorgang dabei der, dass durch starke Reizung des fraglichen Theiles in den Nervenbahnen, die ihn mit der Gehirnrinde verbinden, eine eigenartige Erregung bewirkt wird, die sich von dem gereizten Theile bis zu bestimmten Stellen der Gehirnrinde fortpflanzt. Trifft ein Reiz, der die eigenartige Erregung bewirken kann, die Schmerzbahn (um es kurz zu sagen) an irgend einer Stelle zwischen dem äusseren Ende und der Gehirnrinde, so wird der Schmerz nach aussen verlegt werden, wie der den Ellenbogennerven am Ellenbogen treffende Stoss in den kleinen Finger verlegt wird. Sollte es möglich sein, dass durch Reize im Gehirn die Gehirnschmerzbahn erregt wird, so wird ebenfalls die Verlegung eintreten, der Mensch wird dann, obwohl seine Glieder gesund sind, in ihnen den Schmerz fühlen. Es hat also nach diesen Erwägungen den Anschein, als ob die Kopfschmerz-Veränderung nicht im Gehirn selbst zu suchen wäre. Dann bleiben nur die Gehirnhäute übrig und besonders ist an die äussere, die harte Hirnhaut zu denken, denn diese ist reich an Empfindungsnerven und zeigt sich bei verschiedenen Gelegenheiten als recht empfindlich. In der That sind zur Zeit die Meisten geneigt, die Kopfschmerz-Veränderung in die Gehirnhäute und besonders in die harte

Gehirnhaut zu verlegen. Dieser Ansicht dient zur Stütze, dass manche Formen des Kopfschmerzes zweifellos durch Reizung der Gehirnhäute entstehen. Wenn diese z. B. durch eine wachsende Geschwulst gereizt werden, so entsteht Kopfschmerz. Auch sind durchweg die Erkrankungen, bei denen hauptsächlich die Gehirnhäute beschädigt werden, mit starken Kopfschmerzen verbunden, so die verschiedenen Arten der Gehirn-Haut-Entzündung und die Blutgeschwulst der harten Gehirnhaut. Die Kopfschmerzen sind hier viel häufiger und viel stärker als bei Erkrankungen des Gehirns selbst. Diese Erfahrungen scheinen zu der Annahme zu drängen, dass bei jedem Kopfschmerze Reizung der Gehirnhaut bestehe. Nun schiebt sich aber eine weitere Ueberlegung ein. Die Gehirnhäute sind doch nur deshalb schmerzempfindlich, weil sich in ihnen Nerven verbreiten. Es sind dies Zweige des fünften Gehirnnerven, des sog. Nervus trigeminus. Diese Trigeminusfasern müssen die Erregung auf bestimmte Zellen der Gehirnrinde übertragen, denn nur dadurch, dass die Erregung der Gehirnrinde auf bestimmte Theile beschränkt wird, kann es möglich sein, dass wir den Schmerz in bestimmte Theile des Körpers verlegen. Sollte es nicht angehen, dass die Trigeminusfasern der Gehirnhäute auf ihrem Wege zur Gehirnrinde oder in dieser selbst gereizt werden? Muss dann nicht derselbe Schmerz entstehen, der durch Reizung der Gehirnhäute entsteht? Ist es so, dann kann die Kopfschmerz-Veränderung an sehr verschiedenen Stellen ihren Sitz haben, ohne dass deshalb der Kopfschmerz verschieden wäre. Wir können wohl aus dem Schmerzgefühle erkennen, ob sie rechts oder links, oder auf beiden Seiten sitze, ob nur einige oder viele der fraglichen Trigeminusfasern gereizt seien, wie gross der Grad der Reizung sei, aber weiteres nicht. Eine andere Schwierigkeit liegt in Folgendem. In den Fällen, in denen es sich zweifellos um eine Reizung der harten Gehirnhaut, d. h. des rückläufigen Astes vom 5. Gehirnnerven, handelt, ist der Kopfschmerz mit Erbrechen verbunden, d. h. bei einer gewissen Stärke und Dauer des Schmerzes kommt es zu Uebelkeit und dann zu Erbrechen. Man kann in den Gliedern oder im Gesichte die allerheftigsten und andauerndsten Schmerzen haben, ohne dass Erbrechen einträte. Dieses kann also nicht von

Grad und Dauer des Schmerzes abhängen. Die Verbindung von Schmerz und Erbrechen ist auch nicht eine Eigenthümlichkeit der Trigeminusfasern, denn das Erbrechen fehlt, wie gesagt, bei den Gesichtsschmerzen, bei den Zahnschmerzen, bei den Ohrenschmerzen, die doch auch vom Trigeminus abhängen. Da man am Auftreten des Erbrechens bei Kopfschmerz demnach ein Zeichen von Reizung der Recurrensfasern der Dura zu haben scheint, darf man schliessen, dass auch die Kopfschmerzen, über deren Kopfschmerz-Veränderung man nichts Bestimmtes weiss, durch Reizung derselben Fasern entstehen, freilich mit dem Zusatze, dass die Stelle der Reizung, ob Gehirnhaut selbst, oder Gehirnrinde, oder ein Ort dazwischen, ungewiss bleibt. Aber wo sitzt dann die Kopfschmerz-Veränderung, wenn kein Erbrechen vorkommt? Es giebt ja nach dem Vorausgegangenen keinen andern Ort, der in Betracht käme. Eine sichere Lösung der Schwierigkeit giebt es m. W. nicht. Man kann etwa Folgendes sagen. Derjenige Kopfschmerz, der dem durch nachweisbare Gehirnhauterkrankungen bewirkten am ähnlichsten ist, ist der Migräne-Kopfschmerz. Und doch sind die Migräne-Fälle nicht selten, in denen Uebelkeit und Erbrechen fehlen, ohne dass deshalb etwa der Grad des Schmerzes geringer zu sein scheint. Die Verknüpfung des Schmerzes mit dem Erbrechen scheint demnach doch nicht unlösbar zu sein. Man könnte auch daran denken, dass der Erfolg verschieden sein könnte, je nachdem die Kopfschmerz-Veränderung im Centrum, d. h. in der Gehirnrinde, oder aber weniger oder mehr entfernt davon sitzt. Es könnte sein, dass das Erbrechen von Reizung anderer Nerven-Elemente abhinge als von denen des Kopfschmerzes und dass, je nach der Lage der Veränderung entweder beide Arten von Elementen getroffen würden oder nur eine. Immerhin wird man vermuthen dürfen, dass die Fälle, in denen der Kopfschmerz niemals von Erbrechen begleitet wird, eine Klasse für sich bilden und dass in ihnen die Kopfschmerz-Veränderung nicht dieselbe sein werde, wie in den anderen. Das scheint mir z. B. von den Kopfschmerzen zu gelten, die durch Erkrankungen der Nase und ihrer Nebenhöhlen bewirkt werden. Die Kranken glauben hier gewöhnlich, den Schmerz im Inneren des Kopfes zu empfinden, es ist jedoch nicht wahrscheinlich, dass hier eine

Kopfschmerz-Veränderung im Inneren des Schädels anzunehmen sei. Ueber alle diese Dinge wissen wir noch so gut wie nichts, so wünschenswerth die Kenntniss der feineren Unterschiede auch wäre.

Mag es eine Kopfschmerz-Veränderung oder mehrere solche geben, wir haben zu fragen, wie kommt es dazu, geht es dabei immer auf gleiche Weise zu oder nicht? Auf jeden Fall scheinen zwei Quellen nachweisbar zu sein, die mechanische und die chemische Entstehung. Allgemein wird angenommen, dass Kopfschmerz entstehe, wenn der Druck im Schädel bis zu einer gewissen Höhe gestiegen ist. Das Hauptbeispiel geben wieder die Gehirngeschwülste. Zum anderen ist es zweifellos, dass Vergiftungen Kopfschmerz bewirken können, alle Gifte, die stark auf das Gehirn wirken, besonders alle, die betäubende Wirkung haben, gehören hierher: Alkohol, Haschisch, Opium, Chloroform u. s. w. Es ist dabei gleichgiltig, ob diese Stoffe selbst, oder Stoffe, die unter ihrer Wirkung im Körper entstehen, die nächste Ursache sind. Nun ist aber nicht zu verkennen, dass die Fälle, in denen es sich klärlich um Druck im Schädel oder um Vergiftung handelt, nicht die Mehrzahl bilden, dass in der Regel über die Art und Weise, wie die Kopfschmerz-Veränderung entsteht, nur Vermuthungen möglich sind. Entweder lassen sich die zunächst unklaren Fälle auf einen jener beiden Modi zurückführen, oder wir müssen noch weitere Arten der Kopfschmerz-Entstehung annehmen. Mir scheint, dass recht oft, vielleicht fast immer das Zurückgehen auf chemische Vorgänge sich rechtfertigen lasse. Mehr und mehr sehen wir ein, dass die Betrachtung krankhafter Veränderungen auf chemische Vorgänge hinaus führt, dass die physikalische Auffassung, zu der früher viele Physiologen und Aerzte geneigt waren, ungenügend, eine voreilige Vereinfachung ist. In früherer Zeit fand man es sehr bequem, überall entweder Blutüberfülle oder Blutmangel zu finden. So war es auch beim Kopfschmerze. Sah einer roth aus, so hiess es, der Kopf thut ihm weh, weil zu viel Blut im Kopfe ist, sah er blass aus, so hatte er eben zu wenig Blut im Kopfe. Dass die einander entgegengesetzten Zustände zu demselben Erfolge leiteten, das störte nicht sehr. Nun ist es ja zweifellos richtig. dass sowohl Blutfülle wie Blutmangel mit Kopfschmerz zusammentreffen können. aber der Zusammenhang der Erscheinungen ist recht schwer zu deuten. Soviel ist sicher, dass weder die starke Füllung des Kopfes mit Blut, noch die Blutarmuth Kopfschmerz hervorzurufen brauchen. Ob es Vollblütigkeit im eigentlichen Sinne des Wortes giebt, das wird bezweifelt. aber auf jeden Fall giebt es sogen. vollblütige Leute mit rothem Kopfe. Dieser thut ihnen gewöhnlich gar nicht weh. Oertliche Blutfülle bei stark erregten Leuten kann man alle Tage ohne Kopfschmerz beobachten. Andrerseits ist weder die allgemeine noch die örtliche Blutarmuth nothwendig mit Kopfschmerz verbunden. Man kann sagen, es gebe zweierlei Blutüberfüllung, arterielle, d. h. durch vermehrten Zufluss, und venöse, d. h. durch verminderten Abfluss. Nur die zweite Form bewirke Kopfschmerz. Aber auch das ist nicht richtig. Denn z. B. Herzkranke mit Stauung des Blutes brauchen durchaus nicht an Kopfschmerz zu leiden. Trifft man Kopfschmerz mit abnormer Blutfüllung zusammen, so ist verschiedenes möglich. Manche Migräne-Kranke bekommen im Anfalle einen rothen Kopf, manche werden blass, manche ändern ihr Aussehen nicht wesentlich. Hier kann es sein, dass der Kopfschmerz selbst (richtiger die Kopfschmerz-Veränderung) je nach der Individualität bald Erweiterung, bald Verengerung der Blutgefässe, bald keins von beiden hervorruft. Es kann aber auch sein, dass Kopfschmerz und Aenderung des Blutlaufes einander beigeordnet sind, von derselben Ursache bewirkt werden. In vielen Fällen von Kopfschmerz mit Blutstauung oder Blutarmuth ist wahrscheinlich der Kopfschmerz chemisch zu deuten, d. h. man darf annehmen, dass im Körper entstandene Giftstoffe Ursache des Kopfschmerzes seien. Nicht selten haben die an Verstopfung Leidenden Kopfschmerz, und zwar besonders im Hinterkopfe; sie sagen dann, das Blut steigt mir zu Kopfe und macht mir Kopfschmerzen. Die Wahrheit ist offenbar, dass die im Darme zurückgebliebenen Stoffe sich zersetzen, dass die dabei entstehenden Giftstoffe in den Kreislauf gelangen und neben anderen Störungen Kopfschmerz bewirken. Sowohl bei der eigentlichen Bleichsucht, wie bei anderen Arten der Blutarmuth sind im Körper entstandene Gifte Ursache der schlechten Blutbeschaffenheit einerseits, des etwa vorhandenen Kopfschmerzes andrerseits. Natürlich ist es beim Fieber auch so, denn bei den verschiedenen Fieberkrankheiten hängen Häufigkeit und Grad der Kopfschmerzen nicht von der Höhe der Temperatur ab, sondern von der Art des Krankheitgiftes, das Typhus-Gift macht eher Kopfschmerz als das Gift des acuten Gelenkrheumatismus u. s. f. Aber auch bei Kopfschmerz durch geistige Thätigkeit und besonders Gemüthsbewegungen scheint ein chemischer Umweg nöthig zu sein. Steigerung der geistigen Thätigkeit muss mit Steigerung der chemischen Vorgänge im Gehirn verbunden sein, und übersteigt der Umsatz ein gewisses Maass, tritt er besonders zu rasch ein, so muss die Menge der Abfallstoffe zu gross werden, sie häufen sich an und wirken als Gifte. Ebenso wirkt übermässige Steigerung der Temperatur. Die Veränderungen des Blutkreislaufes sind offenbar theils secundär, theils beigeordnet; Steigerung des Blutkreislaufes, d. h. Erweiterung der Blutgefässe im Kopfe, ist zweckmässig, weil der Bedarf an Zufuhr und Abfuhr wächst; Verengerung der Blutgefässe (bei Schreck z. B.) ist schwerer zu verstehen, aber zweifellos eine Nebenwirkung. Sollte der einfache Mangel an Blut, wie er durch grosse Blutverluste entsteht, Kopfschmerz machen können, so wäre auch hier die Sache chemisch zu erklären, d. h. die Kopfschmerz-Veränderung entsteht, weil der Hunger der nervösen Theile ihre Zusammensetzung zerstört. Es sollen heftige Kopfschmerzen auftreten, wenn der Mensch an den Beinen aufgehängt wird, hier mag es zweifelhaft sein, ob die Stauung jenen Hunger bewirkt, oder ob die Ueberfüllung der Blutgefässe mechanisch, durch Druck wirkt.

Sehr wichtig ist, dass bei annähernd gleichen Einwirkungen bald Kopfschmerz eintritt, bald nicht, dass die individuelle Beschaffenheit grosse Unterschiede macht. Der wirklich gesunde Mensch erträgt das Meiste, was uns Kopfschmerzen macht, ohne Schaden. Er erliegt natürlich auch einer Hirnhautentzündung oder dem Typhus, wenn die Bakterien der einen oder der anderen Krankheit in gehöriger Menge in seinen Körper eindringen, und bekommt dann Kopfschmerz. Aber ebenso wie er der Ansteckung oft länger widersteht als der Schwache, so vermögen ihm die sonstigen Schädigungen weniger anzuhaben. Jedoch zeigt uns das Beispiel der infectiösen Krankheiten, dass man mit Verallgemeinerungen vorsichtig sein muss. Bei ihnen liegt die Sache so, dass die einen Immunität, d. h. Festigkeit gegen neue Ansteckung hinterlassen, die anderen nicht. Jene scheinen an Bösartigkeit zu verlieren, je länger sie in einer Bevölkerung herrschen, weil auch bei den Kindern der Durchseuchten die Krankheit abgeschwächt aufzutreten scheint. Diese richten immer grössere Verheerungen an, weil die Kinder der Erkrankten von vornherein weniger widerstandsfähig sind. Indessen ist es fraglich, ob es eine der Immunität ähnliche Abhärtung bei den anderen Schädlichkeiten giebt. Leider scheint es bei den meisten Vergiftungen ähnlich herzugehen wie bei der Tuberkulose: die Betroffenen werden immer weniger widerstandsfähig und vererben ihre Schwäche auch auf ihre Kinder. Das gilt besonders vom Alkoholismus, denn der Alkohol schädigt nicht nur das Gehirn des Trinkers, sondern auch das seiner Nachkommen. Die Neigung zu Kopfschmerzen wächst offenbar, je mehr und je länger ein Volk alkoholische Getränke geniesst. Die anderen Vergiftungen im engeren Sinne des Wortes sind von geringer Bedeutung. Aber die Vergiftungen durch Stoffwechsel-Erzeugnisse, die man gewöhnlich als Ueberreizung, Ueberanstrengung, Kummer, Aerger u. s. w. bezeichnet, haben mit dem Alkoholismus insofern Aehnlichkeit, als sie auch das Gehirn der Nachkommen zu schädigen im Stande sind. Im Allgemeinen gesprochen, ist die Neigung zu Kopfschmerzen eine Theilerscheinung der Entartung, die mit der Civilisation verknüpft ist. Den ursprünglichen gesunden Menschen können wir nicht mit Augen sehen. Wir können uns nur nach Analogie des freilebenden Thieres ein Bild von ihm machen, aber wissen können wir nichts, denn die jetzt lebenden sogen. „Wilden“ sind offenbar als arme Verwandte anzusehen, aus denen nichts geworden ist, weil sie nichts mitbrachten. Es ist ein Denkfehler, unsere Vorfahren diesen kümmerlichen Wesen gleich zu stellen. Wenn wir aber auch nichts wissen, das können wir annehmen, dass ursprünglich der Mensch nicht an Kopfschmerzen litt. Die Gewöhnung an Kleidung und Haus, das enge Zusammenleben, das Aufziehen auch der Schwachen und die Bewahrung der Kranken, alles das muss allmählich die ursprüngliche Gesundheit vermindert haben. Mit den anderen Uebeln der Civilisation muss auch die Schwäche des Kopfes, die zu Kopfschmerz geneigt macht, entstanden sein, und gerade sie scheint mit der Verfeinerung in bedenklichem Grade zu wachsen. Man kann sich z. B. kaum vorstellen, dass die alten Germanen an Migräne gelitten haben sollten. Und doch muss die Migräne, die sich jetzt durch Vererbung fortpflanzt und unglaublich häufig ist, irgend einmal entstanden sein. Lassen wir die Finsternisse der Vergangenheit bei Seite und blicken wir auf die Gegenwart, so scheint die Häufigkeit der Kopfschmerzen von der Rasse eines Volkes und in einem gegebenen Volke von der Lebensweise wesentlich abzuhängen. Wenn man an alles das denkt, was von der Unempfindlichkeit der Chinesen, ihrer Gleichgiltigkeit gegen Lärm und üble Gerüche, von ihrem Mangel an „Nerven“ überhaupt erzählt wird, so darf man wohl vermuthen, dass sie trotz ihrer Civilisation weniger an Kopfschmerzen leiden werden, als wir abendländischen Menschen. Bei uns ist wieder die Landbevölkerung besser gestellt als die Stadtleute, und unter diesen sind Kopfschmerzen um so häufiger, je mehr der Kopf benutzt wird. Das gilt nicht nur von der Migräne und den „nervösen“ Kopfschmerzen überhaupt, sondern auch von den Kopfschmerzen, die durch infectiöse Krankheiten, wie Influenza, durch Erkrankungen der Nase, durch Alkohol hervorgerufen werden. Aber im Einzelnen sehen wir merkwürdige Unterschiede, für die eine Erklärung schwer zu finden ist. Wir finden Menschen und ganze Familien, bei denen trotz einer im Allgemeinen guten Gesundheit der Kopf höchst empfindlich ist, und wieder andere, denen, obwohl sie durchaus nicht kräftiger zu sein scheinen als jene, Kopfschmerzen fast ganz unbekannt sind. Ja auch unter den eigentlichen Nervösen (abgesehen von den Migränekranken) sind bei annähernd gleichen Bedingungen manche, die leicht, und manche, die so gut wie nie Kopfschmerzen bekommen. —

Nehmen wir nun an, es komme Einer und klage über Kopfschmerzen. Unsere nächste Aufgabe zerfällt in die Befragung und die eigentliche Untersuchung. Von vornherein muss einleuchten, dass hier die Befragung von besonderer Wichtigkeit ist, denn die Untersuchung allein kann uns den Kopfschmerz nicht erkennen lassen. Es giebt kein einziges Zeichen, aus dem wir mit Bestimmtheit auf ihn schliessen können, wenn nicht das schmerzliche Verziehen des Gesichtes zusammen mit Greifen nach dem Kopfe. Auf dieses Zeichen allein sind wir bei kleinen Kindern und überhaupt bei Menschen, mit denen wir uns nicht verständigen können, angewiesen. Aber es erscheint nur bei starkem Kopfschmerze, beweist nur den gegenwärtigen Kopfschmerz, lässt uns über die Vergangenheit und alles Nähere ganz im Unklaren. Durch die Fragen muss zuerst festgestellt werden, ob überhaupt wirklicher Kopfschmerz besteht. Die Leute nehmen es mit den Ausdrücken nicht so genau und oft erfährt man, dass der angebliche Kopfschmerz in Wirklichkeit nur Eingenommenheit des Kopfes, oder Druck auf den Kopf, ein Gefühl von Schwere und Unbehaglichkeit ist. Das aber ist etwas ganz anderes als Schmerz. Auf die Frage: wo haben Sie denn Ihren Kopfschmerz? kommt mir nicht selten in verdriesslichem Tone die Antwort: nun eben im Kopfe. Es ist aber nicht gerade häufig, dass der ganze Kopf weh thut. Viel häufiger sitzt der Schmerz in der Stirn, oder im Hinterkopfe, oder auf dem Scheitel. Natürlich muss auch gefragt werden, ob er ein- oder doppelseitig ist. Sodann muss die Art oder der Charakter des Schmerzes bestimmt werden. Da hört man nun sehr Verschiedenes. Unschwer aber lassen sich bestimmte häufig wiederkehrende Angaben erkennen. Oft ist der Schmerz tiefsitzend, dumpf, dabei bohrend, oder den Kopf auseinander treibend. Viel seltener wird angegeben, es sei, als ob der Kopf zusammengeschnürt würde, oder in einem Schraubstocke sässe. Dann wieder besteht er aus einzelnen durchfahrenden Stichen. Unzählig sind die kühnen Bilder: es schwappt im Kopfe, das Gehirn wird an Fädchen gezogen, es wird mit Hämmern bearbeitet, es sitzt ein Bohrer darin, es reisst auseinander u. s. w. Von grosser Wichtigkeit sind die Angaben über den zeitlichen Verlauf, ob der Schmerz nachts aufhört, oder etwa gerade in der Nacht am Schlimmsten ist, ob er auf bestimmte Tagesstunden beschränkt ist, ob er überhaupt in Anfällen auftritt und wie lange die Anfälle dauern. Daran mag sich die Frage schliessen, ob er durch bestimmte Anlässe hervorgerufen werde, beim Bücken sich steigere, beim Niederlegen nachlasse, ob das Essen oder die Arbeit von Einfluss sei, wie helles Licht, Aerger und Anderes wirke. Bestehen Begleiterscheinungen? Ist der Kopf warm oder kalt, feucht oder trocken? Wie steht es mit den Augen (Schmerzen in der Ruhe, oder nur bei Bewegungen, Lichterscheinungen, Nebel- oder Schwarzsehen, Steigerung des Kopfschmerzes bei Benutzung der Augen)? Wie steht es mit der Nase (Verstopfung, Absonderung, Niessen)? Wie steht es mit den Ohren (Schmerz, Sausen, Klingen)? Ist Uebelkeit da oder kommt es gar zum Erbrechen? Ist Essen möglich oder nicht, thut es gut oder wird es schlimmer danach? Besteht ein Zusammenhang zwischen dem Kopfschmerze und dem Zustande des Darmes? Ist die Monatregel von Einfluss? Das sind wenigstens die wichtigsten Fragen dieser Art. Ueber den ersten Anfang der Beschwerden ist oft nicht leicht Aufschluss zu erlangen. Seit wann haben Sie Kopfschmerzen? Ach, schon lange! Wie lange? Wochen, Monate, Jahre, seit der Jugend, seit der Schulzeit, seit der ersten Kindheit? Natürlich muss man versuchen, den ganzen Verlauf möglichst genau zu verfolgen. Auch muss nach Kopfschmerzen bei den nächsten Verwandten gefragt werden. Zuletzt frage ich gewöhnlich: Was ist nach Ihrer eigenen Meinung Ursache der Beschwerden?

Die Untersuchung ergiebt ausser Alter und Geschlecht das, was man den objectiven Befund nennt; Nervensystem und Sinnesorgane, Brust- und Bauchorgane, Zustand des Harns. Es versteht sich von selbst, dass hier das Nähere nicht zu sagen ist. Der Geübte kann begreiflicherweise in vielen Fällen sowohl das Fragen, wie das Untersuchen abkürzen. Er weiss, woran er zuerst zu denken hat, und schlägt sozusagen Richtwege ein.

Im Allgemeinen ist es eine gute Regel, zunächst immer an das Häufigste zu denken. Am häufigsten aber ist der Migräne-Kopfschmerz. Die Erkenntniss der Migräne ist gewöhnlich leicht. Wenn z. B. ein Mensch in den mittleren Jahren erklärt, er habe wie seine Mutter seit früher Jugend alle paar Wochen einen Tag lang Kopfschmerzen, so ist es sicher die Krankheit Migräne, gleichgiltig, wie die Kopfschmerzen beschrieben werden, gleichgiltig, was die Untersuchung etwa ergiebt. Natürlich kann es auch Schwierigkeiten geben. Wenn Einer ohne erbliche Anlagen erst in den mittleren Jahren Anfälle von Kopfschmerzen bekommt, so kann zwar, wenn diese Anfälle charakteristisch sind, nicht daran gezweifelt werden, dass es Migräneanfälle sind, aber es ist möglich, dass es sich nicht um die Krankheit Migräne, sondern um secundäre Migräneanfälle, die von einer anderen Krankheit abhängen, handelt. In diesen Fällen, die immerhin selten sind, können nur sorgfältige Untersuchung und sachverständige Erwägung entscheiden.

Viel häufiger als die Gefahr, dass man die Krankheit Migräne da annimmt, wo etwas anderes zu Grunde liegt, ist die Verkennung der Migräne, und zwar deshalb, weil einerseits diese Krankheit ein wahrer Proteus ist und andrerseits Viele geneigt sind, dann, wenn die Untersuchung irgend etwas greifbares ergiebt, die Kopfschmerzen ohne weiteres auf diesen Befund beziehen. Ein wohlausgebildeter Migräneanfall setzt sich zusammen aus einem Vorspiele, der sogenannten Aura, die entweder aus Augenstörungen (Flimmern, Sehen feuriger Linien, Nebelsehen, Halbsehen) besteht (Augenmigräne), oder aus halbseitigen Gefühlstörungen (Einschlafen einer Hand oder einer Gesichtshälfte, unter Umständen mit Sprachstörungen), aus halbseitigem Kopfschmerze, der der gewöhnlich nur Minuten dauernden Aura folgt und in der Regel mehrere Stunden anhält, und aus dem am Schlusse auftretenden Erbrechen. Nun giebt es aber Variationen. Jeder der drei Akte kann allein gespielt werden: Am seltensten tritt das Erbrechen allein auf, nicht zu selten zeigt sich die Aura allein, am häufigsten haben wir nur Kopfschmerz. Die vulgäre Migräne allerdings ist Kopfschmerz mit Erbrechen, aber die Fälle ohne Erbrechen sind häufig genug. Bei genauem Befragen erfährt man zuweilen, dass wenigstens etwas Uebelkeit sich gegen das Ende hin zeigt, und ein solcher Hinweis ist wichtig genug, aber recht oft besteht wirklich nichts als Kopfschmerz und dieser ist durchaus nicht immer, wie es der Name und das Lehrbuch verlangen, halbseitig. Zwar scheint stets eine Seite stärker betroffen zu sein als die andere, aber nicht alle Kranken sind zu feineren Unterscheidungen geneigt und fähig. Auch dann, wenn nur von ziemlich unbestimmten Kopfschmerzen berichtet wird, würden der Nachweis der Erblichkeit, des Beginnes in der Jugend und die freien Zwischenzeiten gewöhnlich den Zweifel beseitigen. Vergisst der Arzt, nach der Familie und der Jugend zu fragen, oder weiss der Kranke von beiden nichts, was häufiger vorkommt, als man denkt, so bleibt als Kennzeichen nur das Auftreten in Anfällen und selbst dieses ist nicht schlechtweg beweisend, weil auch Migränekranke zuweilen jeden Tag Schmerzen haben und weil doch auch andere Kopfschmerzen intermittirend auftreten können, wenn nur der Anlass in Abständen wiederkehrt. Dies wären in der Hauptsache die Schwierigkeiten, die sich aus der Unvollständigkeit des Bildes ergeben. Zu ihnen kommen die Verlockungen durch positive Befunde. Findet man bei einem Kopfschmerz-Kranken die Nase verstopft, so liegt es sehr nahe, von weiteren Nachforschungen abzusehen und durch den Nachweis der Nasenkrankheit die Sache für erledigt zu halten. Gelingt es gar, durch Behandlung der Nase Besserung zu erzielen, so scheint jeder Zweifel unvernünftig zu sein. Jedoch, so einfach ist die Sache nicht. Es ist zweifellos richtig, dass durch verschiedene krankhafte Zustände in der Nase Kopfschmerzen bewirkt werden können. Bald handelt es sich um Schleimhautwucherungen, bald um Verbiegung der Nasenscheidewand, bald um etwas anderes, das Ergebniss ist immer Verlegung einer oder beider Nasenhälften, die bald dauernd ist, bald nur zeitweise auftritt. Sei es durch die Verschliessung selbst, sei es durch den Reiz, den die verschwollenen Theile auf ihre Umgebung ausüben, kommt es zu Veränderungen, die der Patient als Kopfschmerz wahrnimmt. Meist sitzt der Nasenkopfschmerz in der Stirne, er kann aber auch den ganzen Kopf, oder den Hinterkopf einnehmen. Oft ist er bei einseitigem Verschlusse einseitig. Von der Migräne unterscheidet ihn gewöhnlich das Fehlen der Aura, des Erbrechens und der Uebelkeit, das Fehlen freier Zeiten und eigentlicher Anfälle. Gewöhnlich steigert sich der Nasen-Kopfschmerz mit der Steigerung des Nasenverschlusses, ist, wenn dieser andauert, immer in gewissem Grade vorhanden und wächst an, sobald durch irgendwelche Umstände (Trinken, Bücken, Anstrengung, Aerger u. s. w.) der Blutzufluss zum Kopfe gesteigert wird. Man muss festhalten, dass nicht jeder

Kopfschmerz bei Nasenkranken Wirkung der Nasenkrankheit ist. Findet man die Kennzeichen der Migräne (Vererbung, Beginn in der Jugend, Aura, Erbrechen u. s. f.), so ist bewiesen, dass die Nase nicht ausreichende Ursache ist. Der Migräne-Kopfschmerz (und natürlich auch jeder andere Kopfschmerz) kann zufällig mit der Nasenkrankheit zugleich bestehen. Der häufigste Fall aber ist der, dass durch die letztere eine Migräne gesteigert, verändert wird. Auch mag es vorkommen, dass durch sie eine bis dahin schlummernde Anlage zur Migräne erst lebendig wird. Mit anderen Worten, sehr oft ist die Erkrankung der Nase eine Bedingung des Kopfschmerzes, dieser wird durch sie gefördert und geformt, aber er hat noch andere Bedingungen. Nun kann Jemand sagen, wozu das lange Hinundherreden, bestehen Kopfschmerz und Nasenkrankheit zusammen, so muss eben diese behandelt werden und dann wird sich das Weitere schon finden. In der That mag oft die Behandlung zur Erkenntniss der Krankheit dienen und gerade in unserem Falle dient sie dazu. Aber aus zwei Gründen ist es doch nöthig, schon vor der Behandlung die obigen Erwägungen anzustellen. Verwendet man die Behandlung zum diagnostischen Zwecke, d. h. hat man Grund zum Zweifel, ob die Nasenerkrankung im strengen Sinne Ursache des Kopfschmerzes sei, so wird man erstens dem Patienten nicht zu viel versprechen und zweitens nicht jede Behandlung gerechtfertigt finden. Wenn eine Behandlung langwierig und schmerzhaft ist, so eignet sie sich nicht zum diagnostischen Mittel. Die örtliche Behandlung des Naseninneren durch Brennen, Schneiden, Kratzen ist nun wirklich keine gleichgiltige Sache. Besonders zarte nervöse Menschen leiden nicht selten erheblich dadurch, ihre Reizbarkeit wächst und unter Umständen treten allerhand neue Krankheiterscheinungen auf. Die chirurgische Behandlung sollte m. E. nur dann stattfinden, wenn der Zustand der Nase allein sie nöthig macht, ist aber dies nicht der Fall, nur dann, wenn der Kopfschmerz mit grosser Wahrscheinlichkeit reine Wirkung der Nasenkrankheit ist. Wenn die Veränderungen in der Nase gering sind, an sich die Gesundheit nicht beeinträchtigen, der Kopfschmerz aber nur möglicherweise von ihnen abhängt, dann habe ich gegen die chirurgische Behandlung grosse Bedenken.

Glücklicherweise jedoch giebt es ein unschädliches Mittel, das in zweifelhaften Fällen gute Dienste leistet, nämlich das Jod. Die Jodmittel sind nur dann streng zu vermeiden, wenn Zeichen der Basedow'schen Krankheit vorhanden sind, im Uebrigen sind sie ganz harmlos. Sie haben die Wirkung, die Absonderungen der Schleimhäute der ersten Wege dünner und reichlicher zu machen, dadurch Schwellungen zu beseitigen, und diese Wirkung tritt rasch ein. Giebt man bei Kopfschmerz ein Jodsalz und kommt es nach mehreren Tagen zu deutlicher Besserung, so ist der Zusammenhang zwischen Kopfschmerz und Nase nachgewiesen (ich sehe hier vom syphilitischen Kopfschmerz ab). Man kann dann unbedenklich das Mittel durch längere Zeit fortnehmen lassen und erreicht manchmal recht schöne Erfolge. Ist die Besserung zwar unverkennbar, aber ungenügend, so mag dann eine vorsichtige chirurgische Behandlung versucht werden. Tritt gar keine Besserung ein, so handelt es sich entweder um eine Migräne oder um eine andere Art von Kopfschmerz, die nicht von der Nase abhängt. Jedoch bringt die Möglichkeit suggestiver Beeinflussung eine weitere Schwierigkeit. Wie ich später auseinandersetzen muss, giebt es suggerirte Kopfschmerzen und auch bei organisch bedingten Kopfschmerzen kann die Suggestion in beträchtlichem Grade verschlimmernd oder heilend wirken. Je tieferen Eindruck eine Behandlung auf das Gemüth macht, um so grösser ist ihr suggestiver Werth, und deshalb sind Operationen ausserordentlich geeignet, suggestiv zu wirken. Schon durch beliebige Behandlungen werden manche Formen des Kopfschmerzes bei den für Suggestionen stark empfänglichen Personen oft wesentlich verändert, werden Heilungen, wenn nicht für immer, doch für einige Zeit erreicht. Am häufigsten geschieht es durch Operationen. Aus diesem Grunde ist das Aufhören des Kopfschmerzes nach Nasenoperationen nicht ohne Weiteres ein Beweis, dass es Nasen-Kopfschmerz war. Wenn gleichgiltige Arzeneien, Handauflegen, Reliquienberührung, elektrische Behandlung und Anderes eine Migräne für kürzere oder längere Zeit verschwinden lassen können, warum soll es eine Nasenoperation nicht thun? Mir scheint, solche Zeitheilungen sind häufiger, als man denkt. Endlich möchte ich noch auf eine Quelle des Irrthums aufmerksam machen, die wenig bekannt zu sein scheint. Es kommt nämlich bei manchen Migränekranken vor, dass im Anfalle oder in den Zeiten gehäufter Anfälle einseitige Schwellungen der Nasenschleimhaut auftreten. Es mag sein, dass das nur dann geschieht, wenn katarrhalische Veränderungen vorhanden sind, immerhin aber ist in solchen Fällen der Verschluss der Nase Wirkung, nicht Ursache der Migräne. Darf einerseits die Bedeutung der Nasenkrankheiten nicht überschätzt werden, so ist doch auch das Gegentheil nicht gut. Da, wie schon erwähnt wurde, durch sie eine Migräne verschlimmert, ja wohl auch die blosse Migräne-Anlage zur wirklichen Migräne gemacht werden kann, sollte man sich nicht mit dem Nachweise der Migräne begnügen, sondern immer auch die Nase untersuchen.

Viel seltener und deshalb von vornherein unwahrscheinlicher sind die Augen-Kopfschmerzen. Eine Zeit lang wurde von amerikanischen Aerzten mit einem gewissen Fanatismus behauptet, alle möglichen nervösen Störungen und besonders auch Kopfschmerzen entständen durch Brechungsfehler der Augen und sie wären durch geeignete Brillen zu heilen. Ja es schien, als ob es kaum noch andre als solche Augen-Kopfschmerzen gäbe. Unter einem grossen Haufen Thorheit-Spreu war ein kleines Wahrheit-Körnchen verborgen. Sehr viele nervöse Menschen ermüden rasch und bekommen dann in den ermüdeten Theilen Beschwerden. So klagen auch viele über Schmerzen in den Augen, wenn sie diese durch Lesen oder sonstwie etwas anstrengen, und dauert die Anstrengung fort, so ergreifen die schmerzlichen Empfindungen auch den Vorderkopf. Es ist ersichtlich, dass es sich in solchen Fällen nicht um eine Erkrankung der Augen handelt, und wirklich ist auch den Patienten durch Behandlung der Augen, mag diese in einer Brillenverordnung oder etwas anderem bestehen, nicht zu helfen, es sei denn, dass die Suggestion helfe. Bestehen bei nervenschwachen Leuten gewisse Brechungsfehler, besonders ein gewisser Grad des sogenannten Astigmatismus, so treten die Augen- und Kopfschmerzen natürlich noch leichter ein und hier kann eine passende Brille nützlich sein, ohne dass die Suggestion im Spiele wäre. Auch können Migräne und Astigmatismus zusammen vorkommen und dieser kann jene verschlimmern. Nur nebenbei sei daran erinnert, dass bei älteren Leuten, die an Kopfschmerzen leiden, etwa vorkommende Glaukom-Anfälle nicht mit den alten Kopfschmerzen verwechselt werden dürfen.

Nächst der Migräne ist am häufigsten der Kopfschmerz durch Ermüdung. Dieser ist der sozusagen physiologische Kopfschmerz, denn auch der Gesunde kann ihn bekommen, wenn er seinen Kopf überanstrengt. Was ist unter Ermüdung hier zu verstehen? Ein Uebermaass der Reize des normalen Lebens, also im engeren Sinne geistige Ueberanstrengung, gemüthliche Ueberreizung (Aerger, Sorgen u. s. w.), überstarke Sinnesreize (Blendung, Lärm u. s. w.), körperliche Anstrengung mit Erhitzung. Die Reaction der Einzelnen ist sehr verschieden, d. h. der eine verträgt, was dem anderen schon Kopfschmerzen macht, indessen scheint doch ein gewisser Grad der genannten Reize bei Allen und auch bei ganz Gesunden Kopfschmerz zu machen. Freilich kommt es nicht nur auf die Stärke des Reizes, sondern auch auf seine Dauer an. Dieser Kopfschmerz scheint immer doppelseitig zu sein und vorwiegend den Vorderkopf einzunehmen, er mag von einem dumpfen Schmerzgefühl bis zu peinigender Stärke anwachsen, ist aber weder von Uebelkeit noch von Erbrechen begleitet. Seine Dauer steht in Abhängigkeit von der Ursache und im Allgemeinen hört er um so rascher wieder auf, je gesünder der Mensch ist. Da nun Reizbarkeit und Ermüdbarkeit bei sehr vielen krankhaften Zuständen wachsen, so wird bei ihnen der Ermüdungskopfschmerz leichter eintreten und länger dauern. Da ist zunächst an die Nervenschwäche zu denken. Die an ihr Leidenden haben für gewöhnlich keinen Kopfschmerz, sie klagen zwar über ein Gefühl des Druckes im Kopfe oder einer drückenden Haube auf dem Kopfe, aber eigentlicher Schmerz gehört nicht zu den Zeichen der Nervenschwäche. Jedoch kommt es sehr leicht zu kürzerem oder längerem Kopfschmerze, wenn besonders starke Reize einwirken. Aehnlich ist es bei den schlechthin als nervös Bezeichneten, bei den Hysterischen und Anderen. Die Bleichsüchtigen und Blutarmen überhaupt, die Reconvalescenten sind meist auch nervös und neigen zu Ermüdungskopfschmerzen. Man hat oft besondere Klassen gebildet und hat vom Kopfschmerze der Bleichsüchtigen, der Heranwachsenden, der Menstruirten u. A. als von besonderen Formen gesprochen. Ich glaube, dass es sich in allen den fraglichen Fällen entweder um Ermüdungskopfschmerz oder um Migräne handle. Beide können natürlich leicht verwechselt werden, denn der Migräne-Kopfschmerz kann ziemlich charakterlos sein und seine einzelnen Anfälle werden oft durch Ueberreizung ausgelöst. Fehlen alle für die Migräne charakteristischen Zeichen, ist über die Vererbung nichts zu erfahren, so wird man zuweilen vorläufig unentschieden bleiben. Gelegentlich hört man auch von einem habituellen Kopfschmerze reden, der eine selbständige Form unbekannter Ursache darstellen soll. Ich habe mich nicht von seiner Existenz überzeugen können. Meist handelt es sich dabei wohl um Migräne.

Nun ist aber noch eine Art des Kopfschmerzes zu erwähnen, die allen anderen Arten gleichen kann, nämlich der suggerirte Kopfschmerz. Suggerirt heisst durch Gedanken entstanden. Körperliche Veränderungen und Empfindungen, die wir auf den Körper beziehen, können auf zweierlei Art durch Gedanken bewirkt werden. Erstens in der Weise, wie etwa ein Mädchen durch ein unziemliches Wort dunkelroth werden kann. Man spricht dann gewöhnlich von der Reaction auf Gemüthsbewegungen, diese hängen aber doch vom Inhalte des Gedankens ab. Warum auf diesen seelischen Vorgang diese körperliche Veränderung oder diese Empfindung folgt, das wissen wir in der Regel nicht, aber auf jeden Fall werden hier physiologische Gesetze befolgt und überdem besteht ein directes Verhältniss zwischen der Stärke der Gemüthsbewegung und der Grösse der Reaction. Anders ist der Vorgang bei der eigentlichen Suggestion. Auf die Vorstellung einer körperlichen Veränderung oder einer Empfindung folgt diese selbst und die Bedingungen des Erfolges sind offenbar andere als dort. Wenn ich z. B. einem sage, auf Deiner Stirn sitzt eine Fliege, so wird er ein Kitzelgefühl in der Stirne empfinden, d. h. er denkt an das Kitzeln durch die Fliegenfüsse und der Gedanke verwirklicht sich. Dieselbe Wirkung kann eintreten, wenn der Mensch auf eines anderen Stirne eine Fliege sitzen sieht. Dort Fremd-, hier Eigen-Suggestion, wie man gewöhnlich sagt, im Grunde aber dieselbe

Sache. Ebenso wie das Kitzeln können durch den Gedanken auch Schmerzen entstehen. Aber schon der Kitzelversuch gelingt nicht bei jedem Menschen, denn zum Gelingen ist eins nöthig, dass nämlich der Mensch an die Suggestion glaubt. Der Gedanke, der auf so eigenthümliche Weise verwirklicht werden soll, muss entweder keinen Widerstand finden, oder es muss ihn das Bewusstsein der Gewissheit derart begleiten, dass der etwaige Widerstand überwunden wird. Eine dieser Bedingungen, die Widerstandslosigkeit oder die besondere Kraft des Gedankens, muss vorhanden sein, sie können aber einander auch fördern. Wenn ich etwa einem Collegen sagen wollte, heute Abend werden Sie Kopfschmerzen haben, so würde er mich wahrscheinlich auslachen und keine Kopfschmerzen bekommen. Wenn aber ein Zauberer einem Gläubigen die Kopfschmerzen ankündigt, so werden sie wirklich eintreten. Auch ich kann so zaubern, wenn ich einen Gläubigen finde oder einen dadurch gläubig mache, dass ich ihm die Möglichkeit der Gegengedanken wegnehme, d. h. ihn in einen partiellen Schlafzustand versetze, ihn hypnotisire. Das Gläubigmachen aber ist um so leichter, je gläubiger einer von vornherein ist. Man kann kurz sagen, die Möglichkeit einer wirksamen Suggestion hängt von der Empfänglichkeit des Menschen ab. Jedoch kommt noch eins dazu, der Mensch nämlich muss die Empfindung, die suggerirt werden soll, schon vorher gehabt haben. Es gehört demnach zur Suggestion von Kopfschmerzen einerseits ein gewisser Grad von Empfänglichkeit, andererseits die frühere Erfahrung des Kopfschmerzes. Im wirklichen Leben handelt es sich natürlich fast immer um Eigensuggestion: Ein Mensch fürchtet, einen Kopfschmerz, den er früher einmal gehabt hat, wieder zu bekommen, und er bekommt ihn, wenn seine Empfänglichkeit unnatürlich gross ist, oder zeitweise durch besondere Umstände gesteigert worden ist. Er leidet dann sozusagen an Erinnerungen. Aber nicht jeder Mensch kann sich jeden Kopfschmerz suggeriren. Je wacher und je kritischer er ist, um so weniger ist es möglich; je ärmer er an Gegengedanken, je traumartiger sein Bewusstseinszustand ist, um so leichter kommt es dazu. Daher treffen wir die suggerirten Kopfschmerzen hauptsächlich bei Weibern und weibartigen

Männern, und zwar vorwiegend bei solchen, die in krankhafter Weise suggestibel oder nach dem gewöhnlichen Ausdrucke hysterisch sind. Oft nennt man kurzweg die suggerirten Kopfschmerzen hysterische. Hat der krankhaft suggestible Mensch suggerirte Kopfschmerzen, so sind es gewöhnlich solche, die er aus eigener Erfahrung kennt; z. B. kommt suggerirte Migräne in der Regel nur bei Migränekranken vor. Freilich kann die eigene Erfahrung in gewissem Grade durch die Schilderung Anderer ersetzt werden, es mag also vorkommen, dass eine Hysterische, die mit Migränekranken zusammenlebt, sich Migräne suggerirt, ohne sie erlebt zu haben. In diesem Falle wird die hysterische Nachahmung dem Urbilde nicht ganz gleichen, aber die Beobachtung wird es kaum feststellen können.

Dass ein Kopfschmerz suggerirt ist, schliesst man gewöhnlich daraus, dass er durch Gedanken beseitigt wird. Wenn entweder durch die blosse Versicherung, mag sie dem Wachenden oder dem Hypnotisirten gegeben werden, oder durch irgendwelche Mittel, denen physikalische Wirkung nicht zugeschrieben werden kann, wie durch Auflegen der Hand oder eines Magneten, durch Berührung einer Reliquie oder durch anderes, der Kopfschmerz beseitigt wird, so wird man annehmen, dass das, was der Glaube wegnimmt, durch einen anderen Glauben entstanden sei. Jedoch liegt da ein Einwand nahe. Wenn durch den Gedanken körperliche Veränderungen bewirkt werden können, warum sollen sie durch ihn nicht aufgehoben werden? Warum sollen nicht auch organische Störungen, wie die Kopfschmerz-Veränderung eine ist, durch die Suggestion oder den Glauben beseitigt werden? Ist nicht von vornherein der suggerirte Kopfschmerz mehr als ein Gedankending, ruft nicht der Glaube die Kopfschmerz-Veränderung ebenso hervor, wie ein Gift es thut? Da wäre zunächst darauf hinzuweisen, dass wir bei den Versuchen an Hypnotisirten körperliche Veränderungen im engeren Sinne des Wortes nur höchst selten hervorbringen können. Leicht gelingt es, die Wahrnehmung zu fälschen oder zu hemmen, aber schwer, auch nur die geringste objective Veränderung zu bewirken. Rothwerden oder Blasswerden einer Hautstelle wird gelegentlich erzielt, aber auch nicht gerade oft. Zwar wird von Hautgeschwüren, Hautblutungen, die durch

Suggestion entstanden seien, berichtet, aber es handelt sich da um einige wenige Fälle und auch deren Existenz wird von Manchen noch bezweifelt. Auf jeden Fall setzt eine solche Suggestion-Wirkung eine so ungewöhnlich gesteigerte Empfänglichkeit voraus, dass man im gewöhnlichen Leben nicht auf sie zu rechnen hat. Deshalb halte ich es für höchst unwahrscheinlich, dass die organische Kopfschmerz-Veränderung Glaubenswirkung sein könnte. Dazu kommt, dass, wenn der suggerirte Kopfschmerz von der Kopfschmerz-Veränderung begleitet wäre, er sich gegen Heilmittel eben so verhalten müsste wie der gewöhnliche Kopfschmerz. Das aber ist nicht der Fall, sondern der suggerirte Kopfschmerz pflegt allen sonst wirksamen Mitteln zu widerstehen und erst der Suggestion in irgend einer Form zu weichen. Die wunderbaren Heilungen sind ja gerade der Stein des Anstosses sowohl für die Aerzte, die die Suggestion nicht oder nicht genügend kennen, wie für das grosse Publikum, das ihretwegen misstrauisch gegen die Aerzte wird. Da hat eine Dame jahrelang berühmte Aerzte wegen ihres Kopfschmerzes befragt, der eine hat dies, der andere jenes gerathen, was in vielen Fällen von Kopfschmerz sich bewährt hat, aber nichts hat geholfen und die ärztliche Kunst ist zu schanden geworden. Schliesslich wendet sich die Leidende an irgend einen Kurpfuscher, der etwas ganz Verrücktes empfiehlt, oder sie erwischt eine neue Methode, die gerade in der Mode ist, und siehe da, mit einem Male ,ist die Heilung erreicht. Meine Meinung geht also dahin, dass der suggerirte Schmerz wirklich ein Seelenschmerz*) sei. Es muss ihm natürlich irgend ein Gehirnzustand entsprechen, aber nicht derselbe, der dem gewöhnlichen Schmerze entspricht.

Wenn wir annehmen, dass in der Regel das durch den Gedanken Beseitigte auch durch Gedanken entstanden sei, so ist damit nicht gesagt, dass der Glaube ohne Einfluss auf gewöhnliche Schmerzen sei. Wir wissen, dass beim Hypnotisirten Unempfindlichkeit gegen allerhand Eingriffe, Stechen, Kneipen u. s. w., recht leicht zu erzielen ist. Es ist daher begreiflich,

*) Natürlich nicht ein Seelenschmerz im gewöhnlichen Sinne des Wortes. Dieser wird von allen „körperlichen“ Schmerzen unterschieden, er hat keinen Ort und ist wohl auch qualitativ anders als die sonstigen Schmerzen.

dass durch Suggestion auf diesem oder jenem Wege Schmerzen, die durch Krankheit bewirkt werden, unfühlbar gemacht werden können. Dabei bleibt natürlich der krankhafte Vorgang unverändert, es wird sozusagen nur dem Schmerze der Eintritt in das Bewusstsein verwehrt. Freilich wissen wir auch, dass die im hypnotischem Zustande hervorgerufene Unempfindlichkeit dem Grade und der Zeit nach begrenzt ist. Wir dürfen uns daher nicht wundern, wenn bei gewöhnlichen Schmerzen die Suggestion oft versagt, denn es gehört nicht nur ein gewisser Grad von Empfänglichkeit dazu, dass überhaupt eine brauchbare Schmerzberuhigung zu Stande kommt, sondern es muss auch bei einer bestimmten Heftigkeit und Dauer der schmerzerregenden Ursache die Hilfe ungenügend werden. Immerhin leistet gerade bei Kopfschmerzen aller Art die Suggestion recht Beträchtliches. Wir werden später sehen, dass wir jetzt in der That eine Reihe von Mitteln haben, die gegen den Kopfschmerz wirksam sind, aber fast alle sind neu. Wäre die Suggestion nicht, womit hätten sich in der Vergangenheit die Menschen helfen sollen? Und doch ist es immer gegangen und es geht auch heute noch ohne moderne Mittel durch den Glauben allein. Dem hilft die Homöopathie, jenem hilft ein heilkräftiger Schäfer oder Pastor, andere trinken Quellen, lassen sich elektrisiren, nehmen irgend ein Reclame-Mittel ein, und so fort in's Unendliche.

Alle bisher erwähnten Arten des Kopfschmerzes sind Uebel, die dem Betroffenen das Leben verbittern können und seine Arbeitkraft nicht selten sehr beeinträchtigen, aber sie sind eigentlich keine gefährlichen Krankheiten, sie bedrohen das Leben nicht und deuten nicht auf ernstliche Veränderungen hin. Glücklicherweise sind die Kopfschmerzen, aus denen auf gefährliche Zustände geschlossen werden kann, viel seltener. Freilich bedeutet der Kopfschmerz allein fast nie die Krankheit, sondern auf das Auftreten des Kopfschmerzes zusammen mit anderen Erscheinungen kommt es an. Der Kopfschmerz ist dann nur das Signal, das zur Untersuchung veranlasst und zum Nachweise der eigentlichen Krankheit führt. Die Erkenntniss beruht dann auf dem Befunde. Dass aus der Art des Kopfschmerzes allein auf eine organische Krankheit geschlossen werden kann, das kommt vielleicht nur bei Syphilis vor. Wenn bei einem bis dahin kopfschmerzfreien Menschen nächtliche Kopfschmerzen auftreten, oder der Kopfschmerz wenigstens in der Nacht deutlich zunimmt, so muss man an Syphilis denken, und das auch dann, wenn die Untersuchung nichts Beweisendes ergiebt. Man muss dann sofort Jod geben, denn dieses wirkt oft geradezu zauberhaft; sein Erfolg zeigt, dass die Annahme berechtigt war, und seine rasche Anwendung verhindert die Ausbildung tiefergreifender Veränderungen.

Ergiebt bei Kopfschmerz die Untersuchung irgend einen bestimmten Befund, so ist die Aufgabe des Arztes, zu bestimmen, ob der Kopfschmerz von den gefundenen Veränderungen abhängt oder nicht.

Die Erfahrung hat gelehrt, dass diese Krankheiten mit Kopfschmerzen einhergehen, jene nicht, ohne dass doch in jedem einzelnen Falle eine sichere Entscheidung möglich wäre. Wie früher gesagt wurde, scheint irgend eine Beschädigung der Gehirnhäute die Hauptsache beim Kopfschmerze zu sein. Es sind daher in erster Linie alle Krankheiten, bei denen die Gehirnhäute direct oder indirect betroffen werden, Ursache von Kopfschmerzen, also die verschiedenen Formen der Gehirnhautentzündung, die im Schädelraume sich entwickelnden Geschwülste, Blutungen daselbst, die einen gewissen Druck ausüben, gewisse Blutgefässerkrankungen. Ausser den Vergiftungen im engeren Sinne (Alkohol, Kohlenoxyd, narkotische Stoffe überhaupt) kommen die Erkrankungen in Betracht, bei denen giftige Stoffe im Körper entstehen und als Bestandtheile des Blutes den Schädelinhalt schädigen. Solche Stoffe entstehen besonders bei Darm- und Nieren-Erkrankungen. Ihnen schliessen sich die meisten Fieber-Krankheiten an. Nicht das Fieber als solches scheint den Kopfschmerz zu machen, sondern die im Blute kreisenden Gifte machen sowohl den Kopfschmerz wie das Fieber.

Es versteht sich von selbst, dass Organkrankheiten, bei denen der Kopf nicht betheiligt ist und die keine allgemeine Vergiftung hervorrufen, nicht Kopfschmerzen verursachen. Aber auch manche Krankheiten, bei denen direct oder indirect das Gehirn betroffen wird, verlaufen ohne Kopfschmerz, z. B. die

Schüttellähmung, die Basedow'sche Krankheit u. A. Natürlich können auch bei solchen Leidenden Kopfschmerzen vorkommen, sie sind aber dann Complicationen.

Alle diese Dinge können hier nur angedeutet, nicht eigentlich besprochen werden, denn sie setzen weitläufige medicinische Erörterungen voraus. —

Es ist ersichtlich, dass die Behandlung des Kopfschmerzes da, wo dieser Zeichen einer anderen Krankheit ist, mit der Behandlung dieser zusammenfällt, dass daher im Allgemeinen nichts darüber zu sagen ist. In den Fällen jedoch, in denen die Grundkrankheit unheilbar oder der Kopfschmerz so peinlich ist, dass er besondere Maassregeln fordert, muss von der Regel abgegangen werden, muss das einzelne Zeichen behandelt werden, was man gewöhnlich symptomatische Behandlung nennt. Fast instinctiv legt sich der Fieberkranke ein feuchtes Tuch auf die Stirne, und bald wird dieses, bald wird jenes anzuordnen sein. Die letzte Hilfe bleiben immer die eigentlichen schmerzstillenden Mittel, besonders das Morphium. Dieses soll nur dann angewendet werden, wenn alle andern Hilfen versagen und doch Hilfe nöthig ist, dann aber darf man es dem Leidenden nicht vorenthalten. Alles Nähere muss der Arzt im einzelnen Falle bestimmen.

Einer eingehenderen Besprechung sind hier nur die eigentlich „nervösen" Kopfschmerzen, d. h. die Migräne, der Ermüdungschmerz und der suggerirte Schmerz, zugänglich. In allen drei Fällen handelt es sich im Grunde um Nervosität, denn auch die Migräne, obwohl sie in gewissem Sinne eine selbständige Krankheit ist, ist mit der Nervosität eng verbunden, eine besondere Form davon. Erinnert man sich daran, dass Nervosität und Kopfschmerzen ein Nebenproduct der Civilisation sind, dass sie offenbar erst im Laufe der Zeit geworden sind und dass noch heute sie um so seltener sind, je einfacher die Verhältnisse des Lebens sind, so scheint der Weg zum Besseren gezeigt zu sein. „Zurück zur Natur!" müssen wir mit Rousseau rufen. Die Frage ist nur, ob die Umkehr möglich ist, oder wie weit wir den Weg zur Natur verfolgen können. Theils können wir nicht, weil die Noth des Lebens uns mit eisernen Armen festhält, theils wollen wir nicht, weil wir unsere werthvollsten Güter aufgeben müssten. Der Einzelne ist ziemlich machtlos. die Nothwendigkeit des Broderwerbes. die Freude am Berufe, die Liebe zu den Angehörigen hindern ihn am erfolgreichen Handeln auch dann. wenn er sich von Gewinnsucht und Genusssucht freigemacht haben sollte. Wir werden in ein Gefängniss hineingeboren und, ehe wir zur Ueberlegung kommen, von Familie. Schule. Kirche und Staat zu ihren Zwecken zurechtgeknetet, dass uns der Athem und die Lust zu freien Entschliessungen vergehen. Thut uns dann der Kopf weh, so reisen wir für vier Wocheu in „die Natur", und wenn wir zurückkommen. so thut der Kopf von neuem weh. Jedoch, man soll nicht verzweifeln. Wir wollen also fragen, was die Einzelnen und was die Gesammtheit thun könnten, um der Natur näher zu kommen und die Kopfschmerzen zu verhindern.

Wenn wir auch keine Aussicht haben, jemals wieder fellbekleidet in Wäldern zu wohnen, so könnten doch Kleidung und Wohnung verbessert werden. Die Furcht vor den Feinden, vor Hitze und Kälte und die Sparsamkeit haben die Menschen zusammengedrängt, sodass es an Licht fehlt, Luft. Wasser und Boden unrein werden, abscheulicher Lärm entsteht. Manches ist ja besser geworden, aber durch die grosse Ausdehnung der als Städte bezeichneten Steinwüsten geht mancher Vortheil verloren und trotz moderner Einrichtungen fehlt es gewöhnlich an Reinlichkeit und besonders an Ruhe. Nicht nur Wohnung und Arbeitstätten müssten der Gesundheit zuträglich sein, sondern auch die Arbeit selbst, bei der einerseits das Uebermaass, andererseits die nachtheilige Art selbst in Betracht kommt. Durch vernünftigere Einrichtung der Schulen müsste die Jugend geschont werden. Die Erwachsenen müssten auf das tolle Jagen nach Geld und Ehre verzichten, sich nicht betrinken und ein ehrbares Leben führen. Fasst man die erreichbaren Ziele in's Auge, so wären also die bisherigen Bestrebungen der Gesundheitpflege fortzusetzen, aber es müsste mehr als bisher auf das geistige Leben Rücksicht genommen werden. Nicht nur Bakterien sind zu verfolgen, sondern alle Feinde der menschlichen Gesundheit. Alles, was zur Besserung der socialen Verhältnisse führt, wird auch der Gesundheit nützen, doch kann ich natürlich auf diese Dinge nicht eingehen. Die

Verbesserung der Sitten ist immer angestrebt worden, wenn auch nicht im Sinne der Gesundheitpflege; vielleicht gelingt es, mehr zu erreichen als bisher, wenn die Einsicht wächst, dass schlechte Sitten schlechte Wirkungen haben. Insbesondere muss der Kampf gegen den Alkohol und gegen die venerischen Krankheiten nachdrücklich geführt werden. Jeder Erfolg, der hier erreicht wird, ist mit Verminderung der Kopfschmerzen verbunden.

Könnte jeder im Grünen leben, ohne Anstrengung, heiter und mässig, so bliebe dem Arzte nicht viel zu thun übrig. Da jedoch die allgemeinen Verhältnisse nur dann eine durchgreifende Verbesserung erfahren könnten, wenn die Menschen selbst besser und klüger würden, so ist, wenigstens auf absehbare Zeit hin, der Arzt noch nicht recht zu entbehren. Er muss, wenn der Einzelne sich an ihn wendet, einmal sagen, wie dieser unter den bestehenden Verhältnissen am besten lebe, zum anderen Mittel haben, die dem Kranken direct helfen. Das Erste, was zur Verhütung und Verminderung der Kopfschmerzen gehört, ist frische Luft. Gewiss ist die Luft auf Bergen, am Meere, im Walde besser als in der Stadt, aber auch in der Stadt ist die Luft im Freien dem Kopfe ungleich zuträglicher als die Stubenluft und die Luft in der besten Stube ist viel schlechter als die auf dem Platze draussen. Könnten wir mehr draussen sein, so wäre es uns besser, aber die Witterung und die Arbeit zwingen uns zum Aufenthalte im geschlossenen Raume. Da bleibt nun das Oeffnen der Fenster als Hilfe. Leider erschwert es unser Klima und das Gleiche thun der Lärm und der Schmutz der Städte. Das Schlafen bei offenem Fenster hat sich, wenn Zugluft vermieden wird, oft als heilsam bewährt. Oeffnen des Fensters im Nebenzimmer hilft nicht viel, oft aber nöthigt die Kleinheit der Schlafzimmer zu diesem Auswege. Empfehlenswerth ist das Filzfenster, d. h. ein Einsatzfenster, dessen Rahmen eine dünne Filzplatte enthält. Der Filz lässt die Luft durch, verhindert aber Zug und hält den Schmutz zurück. Nächst der gasförmigen ist die flüssige und die feste Nahrung zu bedenken. Das Essen im engeren Sinne scheint mir nicht sehr wichtig zu sein. Zwar verkünden die Vegetarianer, dass ihre Lebensweise von Kopfschmerzen befreie, indessen glaube ich nicht recht daran. Hier spielt die Suggestion eine grosse Rolle und allzu oft trifft man Leute, die trotz der vegetarischen Lebensweise an Kopfschmerzen leiden, oder deren Kopfschmerzen nach der Zeit des ersten Enthusiasmus wiedergekehrt sind. Jedoch soviel ist wohl richtig, dass durchschnittlich zu viel Fleisch gegessen wird und dass eine vorwiegend aus Pflanzenstoffen bestehende Nahrung für die meisten Verhältnisse am besten ist. Oft sage ich den Patienten, das Wie beim Essen sei wichtiger als das Was. Man muss zur rechten Zeit und in Ruhe essen. Viele nervöse Menschen müssen oft essen, alle paar Stunden: haben sie einen leeren Magen, so fühlen sie sich schlecht und bekommen leicht Kopfschmerzen. Natürlich sind jedes Uebermaass und die Dinge, die Einem erfahrungsgemäss nicht bekommen, zu vermeiden. Sehr wichtig ist die pünktliche Abfuhr. Dass Verstopfung Kopfschmerzen machen oder sie steigern kann, das ist wohl allgemein anerkannt, aber trotzdem vernachlässigen viele Leute die Sache, oder behandeln wenigstens ihren Darm nicht richtig. Es ist verkehrt, zu warten, bis die Verstopfung einen beträchtlichen Grad erreicht hat, dann mit Gewaltmaassregeln einzugreifen und nachher wieder zu warten. Mild, aber stetig, muss es heissen. Tägliche leichte Entleerung muss erreicht werden und die sanftesten Mittel sind die besten. Manchmal genügt regelmässiges „Anbieten" oder irgend ein Hausmittel (ein Apfel, getrocknete Pflaumen, Honig, Pfefferkuchen, ein Glas Wasser u. s. w.). Dabei macht die Suggestion vieles, ja sie kann auch als Wort-Suggestion sehr gut verwendet werden. Die nächste Stufe bilden regelmässige Wassereingiessungen in dieser oder jener Form. Auch kühle Sitzbäder thun oft gut. Von den eigentlichen Abführmitteln bevorzuge ich die milden pflanzlichen: Rhabarber, Faulbaumrinde, Tamarinde u. s. w. Die abführenden Salze wende ich nicht oft an, weil sie vielen nervösen Leuten nicht bekommen, die Reizbarkeit steigern. Bei robusten Leuten sind sie manchmal gut geeignet und in passenden Fällen haben Kuren in den Abführ-Badeorten (Karlsbad, Marienbad u. A.) recht gute Erfolge. Im Allgemeinen ist das Trinken eher Kopfschmerz-Ursache als das Essen. Der Gesunde bekommt Kopfschmerzen nach einem gewissen Maasse alkoholischer Getränke und lange fortgesetztes starkes Trinken befördert die Entartung der Blutgefässe im Schädel, wodurch von Neuem Kopfschmerzen entstehn. Der zu Kopfschmerzen Geneigte, sei es, dass die Anlage angeboren, sei es, dass sie erworben ist, verträgt den Alkohol viel schlechter als der Gesunde. Schon geringe Mengen pflegen beträchtliche Störungen hervorzurufen, und ganz besonders Kopfschmerzen. Daher ist allen diesen Personen die vollkommene und dauernde Enthaltung von geistigen Getränken dringend zu empfehlen. Die Enthaltsamkeit bringt auch indirecte Vortheile, denn es hört dann das Zusammenhocken in überfüllten und übelriechenden Schenkwirthschaften auf, sowie viel geselliger Unfug, der mit Aufregung, Schreien, Nachtwachen u. s. w. verknüpft ist. Es ist ein rechter Unsinn, mit dem menschenmordenden Alkohol die übrigen Genussmittel auf eine Stufe zu stellen, also hauptsächlich Kaffee, Thee, Tabak. Gewiss ist auch hier das Uebermaass schädlich und es giebt einzelne Personen, denen diese Dinge nicht bekommen. Aber gerade den Kopfschmerzen gegenüber sind Kaffee und Thee, in vernünftiger Weise gebraucht, oft geradezu Heilmittel. Am bedenklichsten kann der Tabak werden, weil da leicht ein Uebermaass erreicht wird und weil unter Umständen die Einwirkung des Tabakrauches auf die Nasenschleimhaut krankhafte Zustände dieser steigern kann. Am besten richtet sich da Jeder nach seinen eigenen Erfahrungen. Wer einen empfindlichen Kopf hat, wird besonders das gemeinschaftliche Qualmen vermeiden. Ganz besonders wird er den Menschen aus dem Wege gehen, die Cigaretten rauchen, denn dieser Qualm ist nicht nur viel unangenehmer als der der Cigarren, sondern auch nachtheiliger.

Eine wichtige Sache ist die Regelung der Thätigkeit. Nichtsthun im strengen Sinne giebt es nicht, für die Gesundheit giebt es nur richtiges und falsches Thun. Verwerflich ist eine Thätigkeit, wenn sie entweder durch ihre Art oder durch ihr Uebermaass den Menschen schädigt. An sich nachtheilige Arbeit kommt eigentlich nur in einigen Gewerbebetrieben vor; sie sollte natürlich ganz unterdrückt werden. Die Hauptsache ist das Uebermaass und zwar kann eine Thätigkeit entweder zu lange fortgesetzt werden, oder die Arbeitleistung in der

Zeiteinheit ist zu gross. In beiden Fällen tritt schliesslich Erschöpfung ein, und, wenn der Kopf thätig ist, auch Kopfschmerz. Die Kopfarbeit führt bei den Einen früher, bei den Anderen später zu Kopfschmerz, je nach der natürlichen Anlage und je nach dem Grade der Kopfschmerz-Neigung. Begreiflicherweise ist der Gegensatz zwischen Kopfarbeit und Handarbeit kein ausschliessender, denn es giebt keine Arbeit, bei der der Kopf gar nicht betheiligt wäre, es kommt eben auf den Grad an. Auch die geistige Arbeit hat viele Grade, von einer sogenannten mechanischen Arbeit, etwa dem Abschreiben, an, bis zur „hirnzersprengenden“ Thätigkeit, der, bei der man sich den Kopf zerbricht. Schon der Ausdruck Kopfzerbrechen deutet an, dass es sich dabei um etwas Schmerzhaftes handle. Die merkwürdigsten Beobachtungen kann der Migräne-Mensch an sich machen: Manche Kopfarbeit thut ihm gar nichts, schafft er aber neue Gedanken, so mag er jeden davon mit einem Anfalle bezahlen. Im Allgemeinen pflege ich die Regel zu geben, Jeder solle mit der Arbeit aufhören, wenn die Ermüdung beginnt, und er solle sich die Arbeit dadurch erleichtern, dass er sie in Stücke schneidet. Auch ein nervöser Mensch kann recht viel leisten, wenn er zur rechten Zeit Pausen macht. Gerade der, der rasch ermüdet, erholt sich auch rasch wieder. Auf keinen Fall ist es rathsam, die Dinge zu forciren, denn nicht nur wird dann das Geleistete schlechter, sondern auch der Kopf leidet. Wenn durch Kopfarbeit stärkere Kopfschmerzen entstanden, oder vorher vorhandene Kopfschmerzen wesentlich gesteigert worden sind, so handelt es sich in der Regel um gewaltsames Arbeiten, um „Büffeln“. Leider können Viele auch bei gutem Willen die Rathschläge des Arztes nicht befolgen, weil sie nicht frei sind. Das gilt von Kindern wie von Erwachsenen. Die Schultyrannei ist an sehr vielen Kopfschmerzen schuld. Es ist nicht wahr, dass die Kinder sich nicht überanstrengen, weil ihre Aufmerksamkeit beim Eintritte der Ermüdung aufhöre. Gerade Kinder sind oft sehr gewissenhaft und ziehen mit einer Ausdauer in ihrem Joche, die ebenso Erstaunen wie Mitleid erregt. Wie viele kleine Knaben sitzen bis in die Nacht hinein an ihren Aufgaben, sei es aus Pflichtgefühl, sei es aus Ehrgeiz. Wie viele arme Mädchenköpfe werden durch den grausamen Unsinn des Lehrerinnen-Examen verwüstet. Treibt die Noth des Lebens die jungen Leute zu einem Berufe, so steigern die Behörden kaltblütig die Anforderungen der Examina — vae victis!

Bei den Erwachsenen handelt es sich bald darum, dass die Noth des Lebens sie zu unvernünftigen Anstrengungen treibt, bald um verkehrte Sitten und öffentliche Einrichtungen. Natürlich kommen zum äusseren Zwange die Begehrungen, Geldgier, Ehrgeiz, Herrschsucht. Zur gefährlichsten Arbeit gehören die Gemüthsbewegungen: Auf einen Menschen, der sich durch Kopfarbeit im engeren Sinne des Wortes den Kopf zerbricht, kommen zehn, die sich durch Gemüthsbewegungen überanstrengen und Kopfschmerzen erwerben. Da ist nun freilich in der Regel guter Rath theuer, denn für die Meisten ist ihr Aerger, Kummer, Zorn force majeur, gegen die nichts zu machen ist, und für Alle giebt es Bedingungen, unter denen die Vernunft versagt. Indessen kann das ärztliche Zureden doch oft etwas erreichen. Wenn wir auch gegen einen heftigen Schrecken wehrlos sind, so liegen doch gewöhnlich die Dinge so, dass bei gehörigem Verhalten den übeln Folgen der Gemüthsbewegungen in gewissem Grade vorgebeugt werden kann. Wenn es uns in Fleisch und Blut übergegangen ist, dass fast immer die Aufregung mehr schadet, als das Ding, über das man sich aufregt, und wenn uns diese Erkenntniss zur rechten Zeit einfällt, dann ist schon viel gewonnen. Mancher lernt allmählich, fünf gerade sein zu lassen und in einem Bogen um die Orte herumzugehen, wo Explosivstoffe lagern. Wird durch Kopfarbeit Kopfschmerz bewirkt, so ist oft nicht eigentlich die Arbeit, sondern die begleitende Gemüthsbewegung schuld, sei es, dass Aerger über Vorgesetzte alles verbittert, dass häuslicher Verdruss sich einmengt, dass die Sorge nebenher läuft, u. s. f. Der häufigste Fall ist der, dass die Arbeit nichts schaden würde, wenn sie in Ruhe gemacht würde, dass sie aber schadet, weil sie in Eile gemacht wird. Daher die grosse Regel: Nie eilen! Je mehr der nervöse Mensch zur Eile neigt, je leichter er durch die Thätigkeit selbst in Hast gebracht wird, um so nachdrücklicher und um so häufiger muss er sich die Warnung vorhalten. Ich sage oft scherzweise zu den Leuten: Sie haben da in der Brust einen kleinen bösen Geist sitzen, der bei allem schreit. rasch! rasch! Der muss todtgeschlagen werden.

Endlich wären die ärztlichen Verordnungen gegen den Kopfschmerz (im engeren Sinne von Verordnungen) zu besprechen. Unsere Zeit will alles neu machen, sie ist auch mit der alten Medicin nicht zufrieden. Der Arzt als Receptschreiber wird verspottet, und je moderner sich Einer vorkommt, um so weniger hält er vom „Mediciniren“. In den Laienkreisen redet man von einer Naturheilkunde und die Anhänger dieser Secte sehen in den Aerzten Giftmischer, die eigentlich alle eingesperrt werden sollten. Aber auch in der „Schulmedicin“ giebt es eine Richtung, die alles Heil von „physikalischer Therapie“ erwartet. In der Praxis kommen nicht selten die Naturheilkundigen und die Physiktherapeuten auf dieselben Wege, d. h. sie empfehlen Luft- und Wasserkuren, behandeln mit Licht und Electricität. Natürlich ist ein grosser Unterschied zwischen einem Kurpfuscher, der nichts gelernt hat, überhaupt nicht untersuchen kann und blind darauf los tappt, und einem wirklichen Arzte, der auf Grund wissenschaftlicher Kenntnisse und sorgfältiger Untersuchung seinen Rath giebt, aber der Kranke fragt schliesslich doch nur nach der Kur, die ihm empfohlen wird. Gehörte der Physik die Zukunft, so hätten die Naturheilkundigen principiell Recht. Da scheint es mir recht wichtig zu sein, nachdrücklich zu betonen, dass principiell allemal die Chemie die Hauptsache ist, dass deshalb die alte Medicin mit der Arznei ganz auf dem rechten Wege war. Der Mensch ist eben thatsächlich ein chemisches Laboratorium, ist er krank, so handelt es sich in neun von zehn Fällen um einen falschen Chemismus, um Vergiftung und das eigentliche Ziel der Medicin bleibt immer, Gegengifte zu finden. Das Schlimme ist bloss, dass wir sie für viele Fälle noch nicht gefunden haben. Wäre das Ziel schon erreicht, wüssten wir in jedem Falle, welcher Stoff Hilfe bringt, wie wir es bei der Malaria, bei der Syphilis, bei der Diphtherie und manchen anderen Krankheiten wissen, so wäre es reine Zeit- und Kraft-Verschwendung, ausser der Arzenei noch andere Kuren zu verordnen. Das ist nämlich auch ein wichtiger Vorzug der chemischen Behandlung, dass sie bequemer und billiger ist. Bei wissenschaftlichen Darstellungen wird darauf in der Regel keine Rücksicht genommen. Es giebt ja auch Menschen. denen Zeit und Geld nichts ausmachen: Lebt z. B. einer auf Regimentsunkosten. in einer Klinik etwa. so braucht er sich keine Sorgen zu machen. und andererseits sind viele Wohlhabende so gesinnt, dass sie zu einer Kur erst dann Vertrauen haben, wenn sie recht theuer ist. Aber für die grosse Mehrzahl der Menschen spielt das Oekonomische die erste Violine. Wenn ein kleiner Beamter oder ein Lehrer für eine Badekur in diesem oder jenem Badeorte etwa 400 M. ausgeben soll, oder wenn er sich ein Vierteljahr lang einer elektrischen Behandlung unterziehen soll, bei der jede Sitzung 3 M. kostet, und wenn dieser Mann damit nicht mehr erreicht als durch eine Arzneibehandlung, die vielleicht im Ganzen 20 M. kostet. so macht er ein grundschlechtes Geschäft. ‚Muss aber der Arzt nicht bedenken, dass Gesundheit und Geldbeutel Beziehungen haben? So ein armer Patient bringt vielleicht das Geld zu der Kur mit Ach und Krach zusammen und überarbeitet sich hinterher. um den Schaden wieder gut zu machen. Primum non nocere. d. h. vor allem keinen Schaden anrichten. diese wichtige ärztliche Regel macht eine auch in ökonomischer Beziehung schonende Behandlung zur Pflicht. Die vorausgehenden Bemerkungen scheinen gerade bei den Kopfschmerzen nicht unangebracht zu sein, denn man trifft allzu oft Kopfschmerz-Leidende, die durch theure Kuren stark mitgenommen worden sind, während ihnen auf anderem Wege mehr hätte genützt werden können.

Aber durchaus nicht ist es auf einen Tadel der physikalischen Behandlung überhaupt abgesehen. Dies umsoweniger als gerade bei Kopfschmerzen uns die chemischen Mittel bis jetzt noch oft im Stiche lassen, während mit Wasser und Luft hier mehr geholfen werden kann, als bei manchen anderen Gelegenheiten.

Sehr viel leistet oft eine verständige Wasser-Behandlung. Am meisten dann, wenn es sich um verzärtelte, erst schwächlich gewordene Menschen handelt. Tritt der Erfolg rasch ein, so erregt er oft grosse Begeisterung, denn was kann natürlicher, angenehmer und billiger sein als Wasser? Jedoch darf man eins nicht vergessen: der Mensch ist so eingerichtet, dass er sich an Temperatur-Reize ziemlich rasch gewöhnt und dann nicht mehr gereizt wird. Daher lassen Heilwirkung und Begeisterung mit der Zeit oft beträchtlich nach. Natürlich spielt hier wie bei allen Methoden die Suggestion eine grosse Rolle. es ist manchmal sehr schwer zu sagen, eine wie grosse. Welche Wasseranwendungen am meisten zu empfehlen sind, ob Abreibungen, Begiessungen, Einpackungen, Sitzbäder, Halbbäder, wie warm und wie lange, das muss im einzelnen Falle der Arzt entscheiden. Fluss-Vollbäder dürften nur recht selten den Kopf-Leidenden zuträglich sein.

Vielleicht das stärkste aller Mittel gegen Kopfschmerz kann ein „Klima“ sein. Es giebt Orte, an denen in der Regel die Kopfschmerzen, besonders die Migräne, aufhören, und es giebt feindliche Orte, an denen sich die meisten Patienten schlecht fühlen. Am meisten Ruhm geniessen die hochgelegenen Orte: oft genügen schon mässige Höhen über dem ursprünglichen Wohnorte, aber als Eldorado gelten die eigentlichen Höhenkurorte, besonders die des Engadins. Es giebt freilich unter den Patienten Ausnahmen, denn ich habe Migränekranke gekannt, die schon bei 1000 oder 1200 m so häufige Anfälle bekamen, dass sie umkehren mussten. Auch das Meeresufer ist heilsam, obwohl die Zahl derer, die sich an der See erleichtert fühlen, geringer zu sein scheint als die der Höhen-Freunde. Manche rühmen Seereisen sehr, aber der Reisende muss seefest sein, und das sind die Kopfschmerz-Leute selten.

Aber auch Orte, zwischen denen keine grossen klimatischen Unterschiede bestehen, wirken oft recht verschieden auf die Patienten ein. So habe ich den Eindruck bekommen, als ob das Klima von Leipzig die Kopfschmerzen mehr begünstigte als das von Berlin. Zuweilen scheint es, als ob der Ortswechsel als solcher günstig wirkte: a zieht nach B, und b zieht nach A, und beide verlieren ihre Kopfschmerzen. Suggestion mag dabei sein, scheint aber nicht alles zu sein. Leider ist die Klimakur nur den Wenigsten zugänglich, denn in der Regel ist der Mensch durch Noth, Pflicht oder Neigung an seinen Ort gefesselt. Man sucht durch zeitweiligen Aufenthalt an den zuträglichen Orten Hilfe zu erlangen und in jedem Jahre ziehen unzählige Kopfschmerz-Leidende sowohl in das Gebirge wie an das Meer. Es ist auch nicht zu leugnen, dass dabei ein gewisser Vortheil erreicht wird, dass Viele sich nicht nur während ihrer Ferien, sondern auch noch eine Weile danach besser befinden. Aber sehr gross ist in der Regel der dauernde Gewinn nicht, und wenn das Reisen nicht zugleich Vergnügen gewährte, so würde der Ruf dieser Kuren nicht so gross sein, wie er ist. Das ist im Grunde ganz begreiflich, denn was kann in vier Wochen (und darauf sind die Meisten beschränkt) erreicht werden? Ein halbes Jahr würde schon wesentlich mehr leisten, der volle Gewinn aber kann nur durch dauernden Aufenthalt an dem zuträglichen Orte erlangt werden. Die klimatischen Kurorte sind zugleich Freiluftkuren, weil der sie Aufsuchende natürlich so viel wie möglich im Freien bleibt. Zu Hause fesselt theils der Beruf, theils die Witterung an's Zimmer. Am schlimmsten ist die Zimmerhaft im Winter und vielen Kopfschmerz-Leidenden wäre sehr damit gedient, wenn sie im Winter Orte aufsuchen könnten, wo sie soviel wie bei uns im Sommer im Freien sein könnten. Nur einem Theile der Reichen ist in der Regel diese Hilfe zugänglich, indessen manche Menschenklassen können ihrer auch ohne Vermögen theilhaftig werden; so erinnere ich mich eines Kellners, der seine schlimme Migräne fast ganz los wurde, als er im Winter in einen südlichen Kurort zog.

Viele Kurorte werden nicht oder nicht nur ihres Klima wegen aufgesucht, sondern weil in ihnen gebadet und getrunken wird. Die Erfolge dieser Bade- und Trinkkuren sind recht schwer zu beurtheilen, denn ausser den innerlich oder äusserlich angewendeten Wässern kommen die Suggestionen, das Klima, die Aenderung der Lebensweise, der Wegfall häuslicher Schädlichkeiten in Betracht. Bei Kopfschmerzen spielen die Badekuren keine grosse Rolle. Ausser den Seebädern werden die kohlensauren Bäder, die Soolbäder, die Wildbäder, gelegentlich wohl auch noch andere gebraucht. Natürlich handelt es sich immer nur um eine besondere Art des Hautreizes, denn es geht nichts durch die Haut durch. Dass diese Hautreize grossen Einfluss auf Kopfschmerzen haben sollten, ist von vornherein nicht sehr wahrscheinlich. Indessen wird immer wieder von da und von dort über gute Erfolge berichtet. Möglich ist viel. und wenn man alles bezweifelt, kommt man schliesslich in einen übeln Geruch. Das Quellentrinken gehört eigentlich schon zur Arzneibehandlung, jedoch mögen gleich ein paar Worte darüber gesagt sein. Verordnet werden hauptsächlich eisenhaltige und abführende Quellen. Dass die Eisenwässer bei Kopfschmerzen etwas helfen, wenn es sich nicht um die eigentliche Bleichsucht handelt, das glaube ich durchaus nicht. Die abführenden Wässer können natürlich da nützlich sein, wo ein Kopfschmerz durch Stuhlverstopfung bewirkt oder verschlimmert wird. Aber sie leisten auf jeden Fall nicht mehr als andere Abführmittel und haben bei vielen nervösen Personen. wie früher schon gesagt wurde, die üble Wirkung, die Erregbarkeit zu steigern.

Die Massage spielt in der Meinung mancher Masseure eine sehr grosse, in der Wirklichkeit eine ziemlich untergeordnete Rolle bei Behandlung der Kopfschmerzen. Bei den Menschen, die vorwiegend mit dem Kopfe arbeiten, kann die Anregung der Muskulatur, die Reizung der Haut zu einer wohlthätigen Ableitung dienen. Das übrige dürfte Suggestion sein. Werthvoller ist die Gymnastik, wenn sie mit Maass und im Freien betrieben wird: sie gleicht dann einen Theil der mit dem civilisirten Leben verknüpften Schädlichkeiten aus. giebt in gewissem Sinne einen Ersatz für das natürliche Leben. Nur darf man jemand nicht die Gymnastik empfehlen, so lange er Kopfschmerz hat.

Denn im Kopfschmerze selbst ist weitaus das beste Mittel die Ruhe: Still-liegen oder wenigstens Still-sitzen, Abhaltung der Sinnesreize: des Lichtes, der Wärme, der Geräusche, der Gerüche.

In der Idee ist, wie ich schon gesagt habe, die chemische Behandlung das Beste. Aber freilich sind wir gerade bei den Kopfschmerzen noch weit vom Ziele entfernt. Wir kennen im einzelnen Falle selten das wirksame Gift und noch seltener das Gegengift. Das Wenige, was wir bis jetzt wissen, ist etwa Folgendes. Schon unsere Vorfahren hatten die Erfahrung gemacht, dass Chinin oft gegen Kopfschmerzen helfe. Es hat sich nun gezeigt, dass fast alle Mittel, die ähnlich wie das Chinin fieberwidrig wirken, auch gegen viele Kopfschmerzen helfen. Zuerst lernten wir die Salicylsäure mit ihren Salzen kennen, dann folgten das Antipyrin, das Acetanilid, das Phenacetin und viele andere Stoffe ähnlicher Wirkungsart. Leider haben wir *bis jetzt noch keine rechte Vorstellung* davon, wie diese Stoffe wirken; der eine denkt so, der andre anders, aber etwas Rechtes weiss man nicht. Zum Glücke hat die Erfahrung ergeben, dass die meisten dieser Stoffe ziemlich unschädlich, manche, wie das Phenacetin, fast ganz ohne Nebenwirkungen sind. Zum Unglücke ist ihre Wirkung nicht von Dauer, d. h. sie helfen in der Regel nur so lange, wie sie gebraucht werden. Das Nähere gehört nicht in eine allgemeine Besprechung.

Bei nervösen Kopfschmerzen bewährt sich oft ein Mittel, das zwar direct gar keinen Einfluss auf den Schmerz hat, aber dadurch, dass es die Erregbarkeit vermindert, gegen die schmerzmachenden Reize schützt. Es sind das die Bromsalze. Die planmässige Brombehandlung der Migräne ist zuerst von Charcot empfohlen worden: sie leistet in der That viel, aber sie muss unter sachverständiger Leitung und mit grosser Hartnäckigkeit ausgeführt werden. Ueberhaupt entfalten die Bromsalze ihre Verdienste erst bei längerem Gebrauche. Leider bestehen gegen sie vielfach ganz thörichte Vorurtheile; Zeitungen und Tanten machen den Patienten das Herz schwer, als ob grosse Gefahren drohten. In Wirklichkeit ist das Mittel ganz harmlos, wenn es richtig angewandt wird.

Hängen die Kopfschmerzen mit bestimmten Organ-Veränderungen zusammen, so kennt der Arzt in manchen Fällen die geeignete Medicin; ich habe schon die Jodbehandlung bei Nasen-Kopfschmerzen, die Quecksilber- oder Jodbehandlung bei syphilitischen Kopfschmerzen erwähnt.

Endlich giebt es Mittel, die bei jedem Schmerze anwendbar sind, weil sie die Wahrnehmung des Schmerzes verhindern, wenn man so sagen darf, nämlich die betäubenden oder narkotischen Mittel. Für uns kommt eigentlich nur das Morphium in Betracht. So unendlich segensreich dieses Mittel sein kann, ebensosehr muss vor seiner leichtfertigen Anwendung gewarnt werden, weil viele Menschen allzuleicht der Morphiumsucht verfallen. d. h. das Morphium nicht mehr entbehren können. immer mehr davon verlangen und schliesslich in eine Art von Siechthum verfallen. Gegen Kopfschmerz sollte das Morphium nur dann angewendet werden, wenn kein anderes Mittel hilft und wenn der Schmerz so gross ist, dass er nicht mehr erträglich ist. Solche Fälle sind glücklicherweise selten, aber sie kommen vor und in ihnen soll man dem Leidenden das souveräne Mittel nicht versagen.

Heynemann'sche Buchdruckerei, Gebr. Wolff, Halle a. S.

Made in the USA
Monee, IL
04 November 2026

67388659R10030